CINDY BREHSE | TAMI BREHSE DZENITIS

Nur 5 Minuten

DIE BESTEN ÜBUNGEN FÜR SENIOREN

Bibliografische Information der Deutschen Nationalbibliothek
Die Deutsche Nationalbibliothek verzeichnet diese Publikation in der Deutschen Nationalbibliografie.
Detaillierte bibliografische Daten sind im Internet über http://dnb.de abrufbar.

Für Fragen und Anregungen
info@m-vg.de

Wichtige Hinweise
Dieses Buch ist für Lernzwecke gedacht. Es stellt keinen Ersatz für eine individuelle medizinische Beratung dar und sollte auch nicht als solcher benutzt werden. Wenn Sie medizinischen Rat einholen wollen, konsultieren Sie bitte einen qualifizierten Arzt. Der Verlag und die Autorinnen haften für keine nachteiligen Auswirkungen, die in einem direkten oder indirekten Zusammenhang mit den Informationen stehen, die in diesem Buch enthalten sind.

Ausschließlich zum Zweck der besseren Lesbarkeit wurde auf eine genderspezifische Schreibweise sowie eine Mehrfachbezeichnung verzichtet. Alle personenbezogenen Bezeichnungen sind somit geschlechtsneutral zu verstehen.

9. Auflage 2025

Türkenstraße 89
80799 München
Tel.: 089 651285-0

Die englischsprachige Originalausgabe erschien 2021 bei Rockridge Press, einem Imprint der Callisto Media, Inc. unter dem Titel *5-Minute Core Exercises for Seniors: Daily Routines to Build Balance and Boost Confidence*.

Übersetzung: Simone Fischer
Redaktion: Ulrike Reinen
Umschlaggestaltung: Karina Braun, angelehnt an das Original
Umschlagabbildung: Drew Bardana
Bilder im Innenteil: Illustrationen: © Drew Bardana, außer Seite 11 © Chrisy Ni; Seite 159: privat
Layout und Satz: Müjde Puzziferri, MP Medien, München; Andreas Linnemann, Oberhaching
Druck: Florjancic Tisk d.o.o., Slowenien
Printed in the EU

ISBN Print 978-3-7423-2214-2
ISBN E-Book (EPUB, Mobi) 978-3-7453-1982-8

CINDY BREHSE | TAMI BREHSE DZENITIS

Nur 5 Minuten

DIE BESTEN ÜBUNGEN FÜR SENIOREN

Stärken Sie Ihre Körpermitte für mehr Balance, Beweglichkeit und Lebensqualität im Alltag

riva

Dieses Buch ist den ambitionierten Senioren auf der ganzen Welt gewidmet, die ihre Gesundheit verbessern und durch die Kraft des Fitnesstrainings ein bestmögliches Leben führen wollen. Sie inspirieren uns!

Inhalt

Einleitung

Hallo und herzlich willkommen! Wir freuen uns, dass Sie dabei sind.

Ich bin Cindy Brehse, eine von der Athletics and Fitness Association of America (AFAA) und Silver Sneakers zertifizierte Gruppenfitness-Trainerin sowie eine Spezialistin für Golden Hearts Active at Any Age Senior Fitness. Meine Tochter Tami ist nicht nur meine Co-Autorin, sondern auch meine Geschäftspartnerin und, wenn wir das Glück haben, uns persönlich zu treffen, auch meine Trainingspartnerin. Als Team setzen wir uns leidenschaftlich dafür ein, Senioren dabei zu helfen, Fitness als Mittel zur Heilung und Vorbeugung zu nutzen – nicht nur für den Körper, sondern auch für den Geist und die Seele.

Wenn man älter wird, ist man mit Weisheit gesegnet, hat mehr Zeit für Familie und Freunde und Gelegenheit zu reisen. Und natürlich genießt man die Seniorenrabatte. Allerdings hat man auch mit Herausforderungen zu kämpfen. Mit zunehmendem Alter beginnt der Körper allmählich abzubauen. Die Knochen schrumpfen, werden instabiler und dadurch anfälliger für Knochenbrüche. Die Muskeln verlieren an Kraft und das Gleichgewicht wird beeinträchtigt. Das Gedächtnis lässt nach, sodass man sich mehr anstrengen muss als früher, um auf Gedanken zu kommen, die einem früher leichtfielen. Sogar der Stoffwechsel verlangsamt sich. Das klingt ziemlich hart, finden Sie nicht?

Doch sind all diese altersbedingten Einschränkungen ein Grund zum Selbstmitleid? Nein! Die Symptome des Alterns sind zwar eine unumstößliche Tatsache, aber Sie müssen sie nicht einfach so hinnehmen. Mit regelmäßigem Sport können Sie Osteoporose bekämpfen sowie Knochenbrüchen vorbeugen. Wenn Sie Ihre Muskeln täglich trainieren, können Sie diese stark halten. Mithilfe von Gleichgewichts- und Stabilitätsübungen bleiben Sie sicher auf den Beinen und erholen sich schneller von Stürzen. Körperliche Bewegung hält außerdem Ihr Gehirn wach und baut Stress ab. Und der lästige Stoffwechsel? Regelmäßiger Sport unterstützt ihn dabei, effizienter zu arbeiten, und sorgt dafür, dass sich Ihre Lieblingsjeans etwas leichter zuknöpfen lässt.

In diesem Buch konzentrieren wir uns auf Ihre Körpermitte: die Muskeln, Bänder und Sehnen, aus denen Ihr Bauch, Ihre Seiten und Ihr Rücken bestehen. Wir werden in Kapitel 1 ausführlich über die Bedeutung einer starken Rumpfmuskulatur sprechen, aber wir können Ihnen schon jetzt verraten, dass zu den wichtigsten Aspekten ein gutes Gleichgewicht, eine schlanke Figur (die entscheidend dazu beiträgt, Ihr Risiko für Herzkrankheiten und Typ-2-Diabetes zu senken) sowie ein gutes Wohlbefinden gehören. Wohlbefinden bedeutet, dass Sie sich frei bewegen und mit Ihren Enkelkindern spielen können – und ohne fremde Hilfe in Ihren eigenen vier Wänden leben, Auto fahren und Hobbys wie Tennis oder Gartenarbeit nachgehen. Das alles ist ohne eine gute Gesundheit nicht möglich.

Dieses Buch wird Ihnen die notwendigen Werkzeuge an die Hand geben, mit denen Sie sich selbstbewusst und mit einer starken Körpermitte durch Ihr tägliches Leben bewegen können. Zu Beginn werden wir Ihnen die wichtigsten Muskelgruppen der Körpermitte vorstellen, weil es viel einfacher ist, sich auf eine Übung zu konzentrieren, wenn Sie wissen, welche Muskeln Sie beanspruchen und welchen Nutzen diese Ihnen bringen. Außerdem gehen wir auf einige grundlegende Vorgehensweisen ein, damit Sie Ihr Training sicher und verletzungsfrei durchführen können.

In Kapitel 2 stellen wir dann 40 gezielte Fitnessübungen vor, die in vier praktische Kategorien unterteilt sind: Übungen im Sitzen, Übungen im Stehen, Übungen auf der Matte und Übungen mit Gewichten. Wir führen Sie mit Schritt-für-Schritt-Anleitungen durch jede Übung. In Kapitel 3 bauen wir die Bewegungen in praktische Workouts ein, die sich nahtlos und ohne Probleme in Ihren Tagesablauf einfügen.

Sie müssen Ihr Leben nicht grundlegend ändern, um eine stärkere Körpermitte zu entwickeln und von den damit verbundenen Vorteilen zu profitieren. Am Ende dieses Buches haben Sie die Werkzeuge an der Hand, die Sie brauchen, um Ihre Rumpfmuskulatur zu stärken, Ihr Gleichgewicht zu halten und Ihre Mobilität zu bewahren – und darauf können Sie immer wieder zurückgreifen.

1

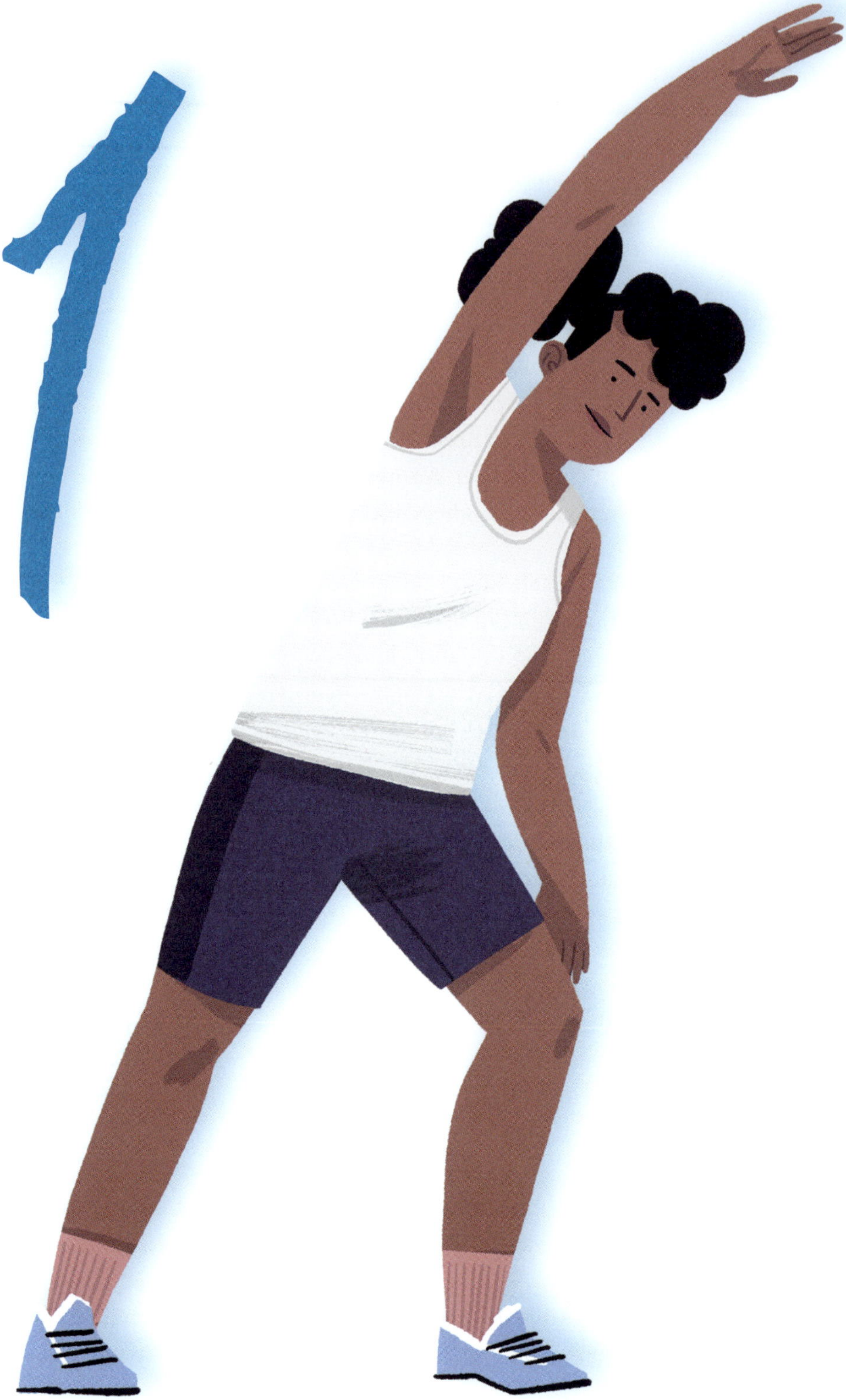

Ihre Körpermitte und Sie

Wann haben Sie das letzte Mal mit Freude Ihre Körpermitte trainiert? Falls Ihre Antwort auf diese Frage lautet: »Ha! Noch nie«, dann ist das nicht verwunderlich. Wenn Sie allerdings Ihre Gedanken einmal von der sportlichen Betätigung auf die positiven Auswirkungen richten, werden Sie feststellen, dass es sich lohnt, sich für die Kräftigung der Körpermitte zu begeistern.

In einer landesweiten amerikanischen Umfrage unter Senioren gaben die meisten der Befragten an, dass die Aufrechterhaltung ihrer körperlichen Leistungsfähigkeit das wichtigste Anliegen im Zusammenhang mit dem Älterwerden ist. Und eine starke Körpermitte ist der Schlüssel zur körperlichen Freiheit. Wenn Sie das Trainieren der Rumpfmuskulatur zu einem Bestandteil Ihrer Alltagsroutine machen, spüren Sie die Auswirkungen beinahe sofort. Sie erhalten einen größeren Bewegungsspielraum und mehr Kontrolle über Ihr Gleichgewicht, ganz zu schweigen davon, dass Sie sich in Ihrer Kleidung wohler fühlen.

Wie Sie vielleicht schon vermutet haben, geht es bei einer guten Rumpfmuskulatur um weit mehr als nur die Fähigkeit, 100 Rumpfbeugen (Sit-ups) machen zu können. Die Entwicklung einer starken Körpermitte ist vielmehr ein systematischer Ansatz, um Schmerzen zu lindern und Verletzungen vorzubeugen. Die Körpermitte stützt die Wirbelsäule, und wenn die Körpermitte schwach ist, müssen andere große Muskelgruppen dies ausgleichen. Dadurch gerät die Ausrichtung des gesamten Körpers aus der Balance, was zu Schmerzen im Rücken, in den Hüften und in den Knien führt und die Wahrscheinlichkeit erhöht, dass Sie leicht das Gleichgewicht verlieren.

Die Muskeln kennenlernen

Der Rumpf ist ein kompliziertes Netzwerk aus Knochen, Nerven, Bändern und Sehnen sowie allen Muskeln, die an der Wirbelsäule befestigt sind. Diese Elemente wickeln sich wie ein Gürtel um den ganzen Körper und reichen sogar bis unter die Hüften.

Damit Sie die Muskeln der Körpermitte besser verstehen, betrachten wir die Anatomie nun ein wenig genauer. Sobald die in Kapitel 2 gezeigten Übungen für Sie zur Ihrer zweiten Natur geworden sind, werden Sie buchstäblich ein Aha-Erlebnis haben, wenn Sie die verschiedenen Muskeln bei der Bewegung spüren.

Quer verlaufender Bauchmuskel

Die quer verlaufenden Bauchmuskeln *(Musculus transversus abdominis),* auch quere Bauchmuskeln genannt, befinden sich auf der Vorderseite des Körpers auf beiden Seiten des Nabels. Sie sind unterhalb der schrägen Bauchmuskeln angeordnet und bilden die tiefsten Muskeln der vorderen Bauchwand. Die queren Bauchmuskeln unterstützen die Atmung und sind äußerst wichtig für die Stabilisierung der unteren Wirbelsäule und des Beckens, während Sie sich bewegen.

Schräger Bauchmuskel

Die schrägen Bauchmuskeln *(Musculus obliquus)* verlaufen diagonal von den Rippen zum Becken und bestehen aus zwei Muskelgruppen: Die äußeren schrägen Bauchmuskeln *(Musculus obliquus externus abdominis)* liegen direkt über den inneren schrägen Bauchmuskeln *(Musculus obliquus internus abdominis),* wobei die Muskelfasern in jeder Gruppe senkrecht zueinander verlaufen. Die inneren und die äußeren schrägen Bauchmuskeln arbeiten zusammen und ermöglichen es Ihnen, den Oberkörper seitlich zu beugen, zu drehen und die Wirbelsäule zu runden. Sie helfen auch, die Wirbelsäule zu krümmen, wenn Sie beispielsweise einen schweren Gegenstand heben wollen.

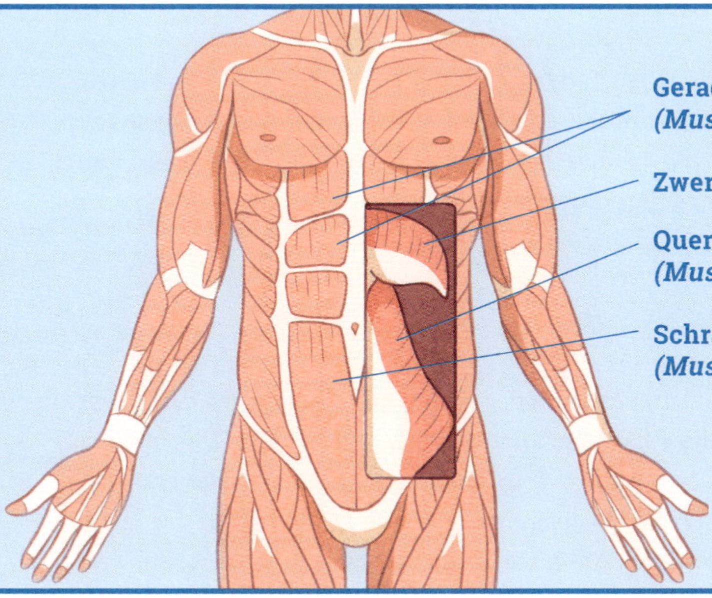

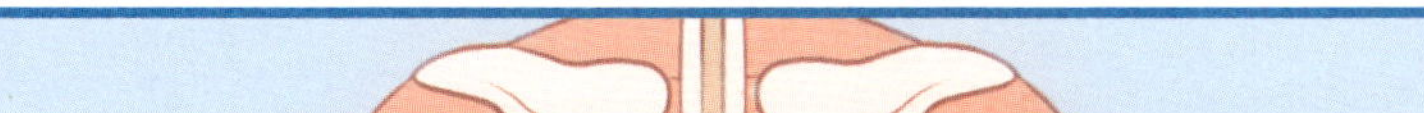

Die wichtigsten Muskeln der Körpermitte

Gerader Bauchmuskel

Ah, der berühmte Waschbrettbauch oder auch das Sixpack. Bei diesen begehrten Muskeln handelt es sich um die geraden Bauchmuskeln *(Musculus rectus abdominis)*, die senkrecht auf beiden Seiten des Bauches vom Brustbein zum Schambein verlaufen. Sie sorgen dafür, dass Sie Ihren Oberkörper nach vorn beugen und Ihr Becken kippen können.

Zwerchfell

Dieser Muskel befindet sich an der Basis des Brustkorbs und trennt den Brustkorb vom Bauchraum. Beim Einatmen zieht sich das Zwerchfell *(Diaphragma)* zusammen und es flacht ab, wodurch ein vakuumähnlicher Effekt entsteht. Beim Ausatmen entspannt sich das Zwerchfell und die Luft wird aus der Lunge gedrückt. Ein starkes Zwerchfell unterstützt nicht nur die Atmung, sondern beugt auch saurem Reflux vor.

Transversospinales System und Rückenstrecker

Diese beiden Muskelgruppen, das transversospinale System und der sogenannte Rückenstrecker *(Musculus erector spinae)* verlaufen entlang der Wirbelsäule vom Kopf bis zum Becken. Diese sehr wichtigen Muskeln stabilisieren die Wirbelsäule und ermöglichen die Beweglichkeit der Wirbelsäule, die für viele der Bewegungen, die Sie bei Ihren täglichen Aktivitäten ausführen, entscheidend ist. Die Wirbelsäulenmuskeln spielen eine wichtige Rolle bei der Tiefensensibilität (Propriozeption), also bei der Wahrnehmung der Körperhaltung, die dazu beiträgt, dass Sie das Gleichgewicht halten, auch wenn Sie nicht bewusst darüber nachdenken.

Großer Rückenmuskel

Der große Rückenmuskel *(Musculus latissimus dorsi)* ist der größte Muskel des Oberkörpers. Diese Muskelgruppe verläuft quer über den Rücken von den Schulterblättern bis hinunter zum Becken und trägt zur Stabilisierung der Wirbelsäule und zur Beweglichkeit der Schultern bei.

Die Vorteile einer starken Körpermitte

Der Rumpf ist der Schlüssel zu einem stabilen und beweglichen Körper. Aus diesem Grund stellen wir Ihnen im Folgenden einige der zahlreichen wissenschaftlich untermauerten Vorteile einer starken Rumpfmuskulatur vor.

Verbesserung des Gleichgewichts

Wenn Sie eine schwache Körpermitte haben, können Sie sich dadurch unsicher auf den Beinen fühlen. Dabei sind Stürze die häufigste Ursache für Verletzungen und Todesfälle bei Erwachsenen über 65 Jahren. Die Stärkung der Muskeln, die den Bauch umschließen, verleiht dem Rumpf Ihres Körpers Stabilität. Dies unterstützt Sie darin, stabil und sicher zu stehen und sich freier zu bewegen.

Linderung von Schmerzen

Wenn Ihre Rumpfmuskulatur schwach ist, leidet Ihre Haltung, sodass andere Muskeln die fehlende Unterstützung ausgleichen müssen. Dies führt zu Rückenschmerzen, die nicht nur unangenehm, sondern sogar lähmend sein können. Der Aufbau einer starken Rumpfmuskulatur hilft Ihnen dabei, beim Sitzen, Stehen und Gehen eine korrekte Körperhaltung beizubehalten, wodurch der Druck auf andere Muskelgruppen verringert wird, was wiederum zu weniger Rückenschmerzen führt.

Erhaltung der Mobilität und der Unabhängigkeit

Golf, Tennis, Schwimmen, Gartenarbeit, Reisen, ehrenamtliche Arbeit ... Wir könnten noch viele weitere Aktivitäten aufzählen, die Sie sicher dazu motivieren, mobil zu bleiben. Die Quintessenz ist folgende: Die Forschung hat gezeigt, dass eine größere Mobilität mit einer höheren Lebensqualität älterer Menschen verbunden ist.

Drei von vier Erwachsenen in Ihrer Altersgruppe geben an, dass sie im Alter in ihrem jetzigen Zuhause bleiben möchten, doch nur 46 Prozent halten dies für realistisch. Eine starke Rumpfmuskulatur – und damit ein besseres Gleichgewicht und mehr Mobilität – kann helfen, Ihren Wunsch zu erfüllen, so lange wie möglich eigenständig in Ihrem eigenen Zuhause zu bleiben.

Allgemein bessere Gesundheitsperspektiven

Eine schlankere Figur stärkt nicht nur Ihr Selbstbewusstsein, sondern senkt auch Ihr Risiko für chronische Krankheiten wie Typ-2-Diabetes und Herzerkrankungen.

Regelmäßiges Dehnen

Wenn Sie Ihre Muskeln nicht regelmäßig dehnen, verkürzen sich diese und werden unbeweglicher. Wenn Sie sie dann beanspruchen, können die Muskeln sich nicht mehr vollständig ausdehnen, was das Risiko von Muskelzerrungen und -rissen erhöht. Um dieses Risiko zu verringern, ist es wichtig, regelmäßig leichte Dehnübungen durchzuführen – am besten nicht nur vor Ihren täglichen Übungen, sondern mehrmals am Tag.

Neben der Verletzungsprävention bietet das Dehnen noch weitere Vorteile, von denen viele mit dem großen Ziel zusammenhängen, im Alter mobil und unabhängig zu bleiben. Dehnen transportiert das Blut in die verschiedenen Körperregionen, was schmerzhafte Entzündungen verhindert. Wenn Ihre Muskeln geschmeidig sind, ist es für Sie einfacher, aufrecht zu stehen und Ihre Wirbelsäule in der richtigen Position zu halten. Wer schon einmal die Erleichterung verspürt hat, die ausgiebige Dehnung nach einer langen Autofahrt mit sich bringt, weiß aus eigener Erfahrung, wie wohltuend sich Dehnübungen auf verspannte Muskeln auswirken können.

Gehen Sie beim Dehnen bitte langsam vor und zwingen Sie Ihren Körper nie über das Maß hinaus, das für Sie angenehm ist. Die richtige Ausführung ist wichtiger als die Länge der Dehnung. Viele der Vorschläge in diesem Buch eignen sich auch als effektive Dehnübungen, wie beispielsweise die Übungen Metronom (Seite 38), Dreieck (Seite 54) und Katze-Kuh (Seite 70).

Richtiges Atmen

Das richtige Atmen während des Trainings sorgt dafür, dass der Sauerstoff optimal durch den Körper fließt. So können Sie leichter, sicherer und länger trainieren. Die Atmung fördert ebenso wie das Dehnen eine gute Durchblutung, was wiederum Schmerzen und Entzündungen reduziert.

Eine gleichmäßige, rhythmische Atmung verhindert einen Blutdruckanstieg und schmerzhafte Krämpfe während des Trainings, zudem verringert sie das Risiko von Leistenbrüchen. Außerdem ist die Konzentration auf die Atmung eine gute Möglichkeit, bei der Übung präsent zu bleiben und das Beste aus jeder Bewegung herauszuholen.

Wenn Sie gerade erst mit dem Sport beginnen oder wieder einsteigen, kann es sich unnatürlich anfühlen, Ihren Atem zu kontrollieren. Doch wie das Training selbst wird auch das richtige Atmen mit der Zeit immer einfacher. Im Folgenden finden Sie einige Tipps, die Ihnen helfen, bei Ihren Übungen für die Körpermitte richtig zu atmen.

Achten Sie auf eine gute Körperhaltung: Wenn Sie aufrecht stehen oder sitzen, wird Ihr Brustkorb geweitet, was volle, tiefe Atemzüge ermöglicht und verhindert, dass Sie keuchen.

Atmen Sie in der Ruhestellung ein und atmen Sie bei der Anspannung aus: Beim Bauchpressen (Crunch) bedeutet dies zum Beispiel, dass Sie einatmen, wenn Sie flach auf dem Rücken liegen, und ausatmen, wenn Sie sich nach oben beugen.

Halten Sie den Atem nicht an: Atmen Sie ruhig ein und aus und versuchen Sie, einen gleichmäßigen Rhythmus einzuhalten. Ein Trick, der dabei hilft, ist das Hören von Musik während der Übungen. Manche Menschen finden es hilfreich, im Takt der Musik ein- und auszuatmen.

Wenn Sie außer Atem sind, verlangsamen Sie das Tempo oder machen Sie eine Pause: Heben Sie die Arme über den Kopf und atmen Sie ein. Senken

Sie die Arme dann vor sich herab, während Sie tief ausatmen, und wiederholen Sie dies, bis sich Ihr Herzschlag verlangsamt. Beginnen Sie erst wieder mit den Übungen, wenn Sie sich wohlfühlen oder legen Sie einen Tag Pause ein.

Mythen und Fehler im Sport

Es gibt die unterschiedlichsten Ausreden dafür, warum man keinen Sport treiben kann. Einige davon sind schlicht das Ergebnis von Fehlinformationen oder Praktiken, die durch jahrelange schlechte Angewohnheiten verinnerlicht wurden. Um Ihnen dabei zu helfen, diese Hindernisse zu überwinden, sollten wir einige dieser Sportmythen und Fehler proaktiv angehen.

Mythen

Zahlreichen weitverbreiteten Trainingsmythen schenken leider viele Senioren Glauben. Hüten Sie sich bitte vor diesen Unwahrheiten, die Sie daran hindern, Ihr volles Potenzial auszuschöpfen, oder sogar zu Verletzungen führen können.

Ich bin zu alt für Sport

Sagen Sie das mal einer meiner Schülerinnen, Peg, die vor Kurzem 99 Jahre alt geworden ist und immer noch regelmäßig zum Training erscheint. Abgesehen von einigen sehr speziellen Gesundheitsproblemen ist Bewegung für Menschen jeden Alters empfehlenswert. Ein regelmäßiges Trainingsprogramm – auch wenn man erst nach dem 50. Lebensjahr damit beginnt – kann das Risiko eines frühzeitigen Sterbens im Vergleich zu einer Person gleichen Alters, die sich überhaupt nicht bewegt, erheblich verringern. Wenn Sie konkrete Bedenken haben, warum Sport für Sie nicht geeignet sein könnte, besprechen Sie diese bitte mit Ihrem Arzt, bevor Sie mit dem Training beginnen.

Es ist zu spät, um mit dem Sport anzufangen

Das ist, um es deutlich zu sagen, völliger Blödsinn. Die wissenschaftlichen Erkenntnisse zu diesem Thema sind nämlich ziemlich erstaunlich. Forscher untersuchten zwei Gruppen von Sporttreibenden im Alter von über 60 Jahren: Personen, die in den letzten 20 Jahren zweimal pro Woche trainiert hatten, und Personen, die keine regelmäßige Trainingsroutine hatten. Sie beobachteten die

Personen in jeder Gruppe vor und nach dem Training, um zu ermitteln, wie sich die Proteine in ihren Muskeln entwickelten. Das erstaunliche Ergebnis zeigte, dass es keinen Unterschied zwischen den beiden Gruppen bei der Geschwindigkeit der Muskelproteinsynthese gab. Selbst wenn Sie noch nie Sport getrieben haben, können Sie also genauso viel gewinnen, wenn Sie jetzt damit beginnen, wie jemand, der schon seit Jahren trainiert.

Ich muss mit Gewichten trainieren, um Kraft aufzubauen

Beim Krafttraining geht es nicht um das Gewicht, sondern um den Widerstand und darum, dass Ihre Muskeln gegen diesen arbeiten. Das Gewicht Ihres Körpers und Ihrer Gliedmaßen bietet in Verbindung mit der Schwerkraft genügend Widerstand, um Kraft aufzubauen. Bei einigen der Übungen in diesem Buch sind Gewichte erforderlich, bei den meisten jedoch nicht. Sie können die Übungen mit Gewichten sogar so abwandeln, dass Sie keine Gewichte benötigen.

Sport verschlimmert meine Arthritis oder Osteoporose

Oh, wir wünschen uns sehr, dass dieser Mythos endlich verschwindet! Fakt ist, dass Bewegungsmangel für steife, schmerzhafte Gelenke gravierender ist. Stellen Sie sich Ihre Arthritis oder Osteoporose wie das Quietschen eines rostigen Fahrrads vor. Bewegung ist wie das Auftragen eines Schmiermittels, das dazu beiträgt, dass sich das Rad reibungslos dreht. Je länger das Rad – oder in diesem Fall Ihr Körper – stillsteht, desto rostiger wird es. Sanfte Bewegung ist eines der besten Mittel, um Schmerzen zu bekämpfen, die durch diese Erkrankungen entstehen.

Fehler

Jeder Mensch macht Fehler, doch ich hoffe, dass Sie einige dieser potenziellen Fehler vermeiden können, wenn Sie vorgewarnt sind.

Falsche Ausführung

Die richtige Technik ist wichtig. Bevor Sie sich Gedanken über die Anzahl der Wiederholungen machen, die Sie schaffen können, sollten Sie sich auf die richtige Ausführung konzentrieren. Eine korrekte Technik hilft nicht nur, Verletzungen zu vermeiden, sondern stellt auch sicher, dass Sie den größtmöglichen Nutzen aus der harten Arbeit ziehen, die Sie in jede Übung stecken. Wenn Sie bereits Schmerzen haben, kann eine schlechte Technik diese noch verschlimmern. Wir haben jede Übung mit einer detaillierten Anleitung beschrieben und erklärende Zeichnungen beigefügt, die Ihnen helfen, die richtige Position für jede Bewegung zu finden.

Ausschließlich Ausdauertraining

Jeden Tag spazieren zu gehen ist sicherlich bewundernswert, aber es reicht nicht aus, um die Auswirkungen des Alterns wie Muskelabbau und geschwächte Knochen zu verhindern. Die Einbeziehung von Widerstandstraining, beispielsweise mittels der Übungen in diesem Buch, ist unerlässlich, wenn Sie die starken Muskeln und Knochen erhalten wollen, die Ihnen ein unabhängiges und angenehmes Leben ermöglichen. Versuchen Sie, mindestens dreimal pro Woche ein Widerstandstraining durchzuführen.

Gleichgewichtsübungen weglassen

Was tun Sie, wenn Sie etwas besser machen wollen? Sie üben. Ob Sie es glauben oder nicht, Ihr Gehirn muss üben, das Gleichgewicht zu halten, wenn Sie wollen, dass Ihr Körper reagiert und Sie auffängt, wenn Sie einmal stolpern, ausrutschen oder fallen. Sie können Ihr Gehirn dazu bringen, das »Fallen« zu üben, indem Sie Gleichgewichtsübungen in Ihre regelmäßige Übungsroutine einbauen. Die Bauchpresse mit Beinheben (Seite 46) und das Diagonale Beugen (Seite 56) sind zwei großartige Übungen, die nicht nur Ihr Gleichgewicht verbessern, sondern auch Ihre Körpermitte stärken.

Jeder Mensch ist anders

Die Übungen in den folgenden Kapiteln sind für jeden geeignet, ganz gleich, ob Sie schon seit Jahren eifrig trainieren oder sich nur schwer daran erinnern können, wann Sie das letzte Mal einen Fuß in ein Fitnessstudio gesetzt haben. Die Übungen sind so konzipiert, dass sie einfach, verständlich und vor allem effektiv sind. Denken Sie daran, es langsam anzugehen. Sie müssen nicht gleich am ersten Tag alle 40 Übungen ausprobieren. Jeder Mensch hat eine andere Schwelle für den Grad der Bewegung und der Anstrengung, den er als angenehm empfindet. Auch Ihre eigene Schwelle kann sich täglich verändern. Vielleicht fühlen Sie sich heute gut, wenn Sie fünf oder sechs Übungen absolvieren, aber morgen sind Sie nur noch für eine oder zwei Übungen bereit.

Es ist eine medizinische Tatsache, dass Ihr Körper Ihnen signalisiert, wenn etwas nicht in Ordnung ist. Schwindelgefühle oder Benommenheit sind zum Beispiel ein Zeichen dafür, dass es an der Zeit ist, eine Pause einzulegen oder aufzuhören. Es ist normal, dass Sie sich beim Sport ein wenig unwohl fühlen und danach einen leichten Muskelkater haben, aber wenn Sie starke oder anhaltende Schmerzen verspüren, signalisiert Ihnen Ihr Körper wahrscheinlich, dass Sie besser aufhören sollten.

Abschließend möchten wir erwähnen, dass Sie sich Zeit zum Ausruhen nehmen sollten. Obwohl es ideal ist, sich jeden Tag in irgendeiner Form zu bewegen, ist ein anspruchsvolles Training an sieben Tagen in der Woche nicht zu empfehlen. Gönnen Sie sich stattdessen ein bis zwei Tage pro Woche zur Erholung. An diesen Tagen können Sie trotzdem etwas tun, um Ihren Körper in Bewegung zu bringen, wie zum Beispiel spazieren gehen, schwimmen oder Musik auflegen und tanzen, wobei Sie sich aber nicht zu sehr anstrengen sollten.

PROFESSIONELLEN RAT EINHOLEN

Konsultieren Sie bitte auf jeden Fall Ihren Arzt, Therapeuten oder eine andere medizinische Fachkraft, bevor Sie mit diesem (oder einem anderen) Trainingsprogramm beginnen. Dies ist besonders wichtig, wenn Sie unter Bluthochdruck oder einer Herzerkrankung leiden, wenn Sie schon einmal Schmerzen in der Brust hatten, wenn Sie rauchen, einen hohen Cholesterinspiegel haben oder fettleibig sind, oder wenn Sie an einer Krankheit leiden, die sich durch eine Veränderung der körperlichen Aktivität verschlimmern könnte.

Nur ein Fachmann oder eine Fachfrau kann feststellen, ob die Übungen in diesem Buch für Ihre Bedürfnisse geeignet sind. Beginnen Sie dieses Programm nicht, wenn Ihr Arzt Ihnen davon abrät. Wenn Sie zu irgendeinem Zeitpunkt während des Trainings Benommenheit, Schwindel, Schmerzen oder Kurzatmigkeit verspüren, hören Sie bitte sofort auf und wenden Sie sich an Ihren Arzt.

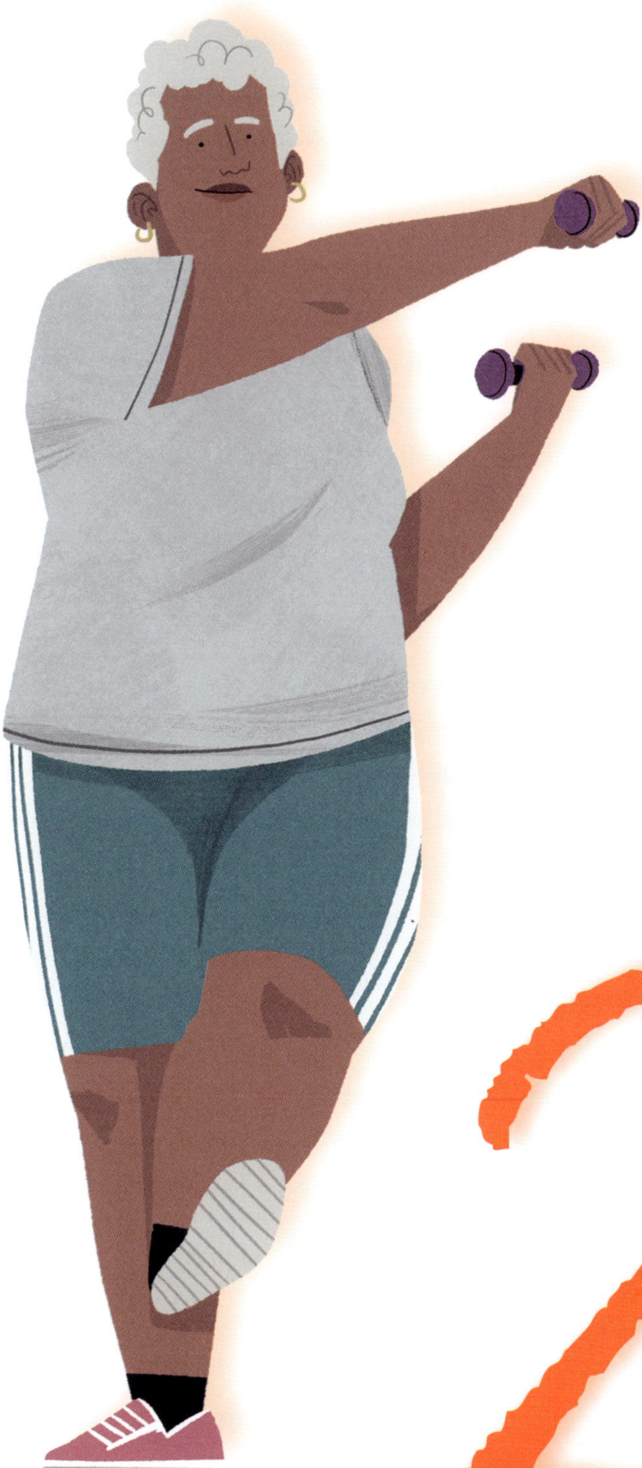

2

Die Übungen

Aktiv werden

Nachdem Sie nun die Grundlagen kennengelernt haben, wird es Zeit für den unterhaltsamen Teil: das Ausprobieren der Übungen zur Stärkung der Körpermitte.

Dieses Buch enthält 40 Übungen, die in vier Kategorien gegliedert sind.

ÜBUNGEN IM SITZEN: Diese Übungen sind ein hervorragender Einstieg, vor allem, wenn Sie Probleme mit dem Gleichgewicht haben. Nehmen Sie dazu anfangs einen Stuhl mit einer hohen Rückenlehne und ohne Armlehnen. Sobald Sie die Übungen beherrschen, können Sie sie auch auf der Sofakante oder in einem Sessel ausführen, während Sie fernsehen.

ÜBUNGEN IM STEHEN: Bei diesen Übungen müssen Sie sich nicht nur auf Ihr Gleichgewicht konzentrieren, sondern auch Ihre Muskeln beanspruchen. Auf diese Weise bauen Sie ein gutes Muskelgedächtnis auf, das Ihnen im Alltag von Nutzen sein wird.

ÜBUNGEN AUF DER MATTE: Diese Übungen können Sie auf einer normalen Yoga- oder Gymnastikmatte oder auch auf einem Strandhandtuch im Freien durchführen. Es ist wichtig, dass Sie Ihren Rücken dabei schützen, weshalb Sie sich zunächst auf eine korrekte Ausführung konzentrieren sollten, bevor Sie die angestrebte Anzahl von Wiederholungen oder die Dauer der Übung in Angriff nehmen.

ÜBUNGEN MIT GEWICHTEN: Für die letzten zehn Übungen eignen sich leichte Hanteln am besten, aber auch Suppendosen oder Wasserflaschen können verwendet werden. Die Gewichte können von Person zu Person variieren. Wir empfehlen, mit leichten Hanteln zu beginnen – 0,5 oder 0,75 Kilogramm sind ein guter Anfang – und das Gewicht nur dann zu erhöhen, wenn Sie sicher mehr heben können.

Knie heben

Trainierte Muskelgruppen: Quer verlaufende Bauchmuskeln, untere gerade Bauchmuskeln

Diese Übung ahmt die Bewegung nach, die Ihr Unterkörper beim Aussteigen aus dem Auto macht. Einer der schlimmsten Stürze, die ich selbst je erlebt habe, geschah genau in diesem Szenario. Ich kam mit dem Fuß nicht ganz durch die Öffnung der Autotür, sondern blieb an der Kante hängen und fiel hin. Danach begann ich, diese Übung häufiger zu machen.

Die Übung beansprucht die unteren Bauchmuskeln und stärkt gleichzeitig die obere Beinmuskulatur, die auch für das Treppensteigen unerlässlich ist.

1. In einer sitzenden Position beginnen und dabei gerade und aufrecht sitzen. Bei Bedarf an den Seiten des Stuhls festhalten, um sich zu stabilisieren. Einatmen.
2. Beim Ausatmen die Bauchmuskeln anspannen und das rechte Bein anheben, dabei das Knie in einem 90-Grad-Winkel gebeugt halten. Beim Absenken des Beins einatmen.
3. Die Übung mit dem anderen Bein wiederholen. Die Ausführung mit beiden Beinen ist eine vollständige Wiederholung.

Anfangs möglichst 10 Wiederholungen durchführen und diese im Laufe der Zeit auf 20 Wiederholungen steigern.

Variante: Der Widerstand kann durch zusätzliche Knöchelgewichte erhöht werden.

HINWEIS

Um diese Übung optimal auszuführen, sollten Sie vermeiden, einen Buckel zu machen. Ein guter Trick ist, sich etwas nach vorn zu setzen und zu versuchen, den Rücken nicht gegen die Stuhllehne zu drücken.

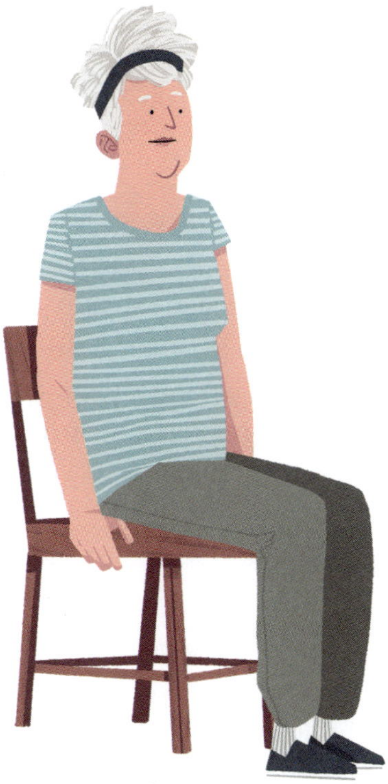

1

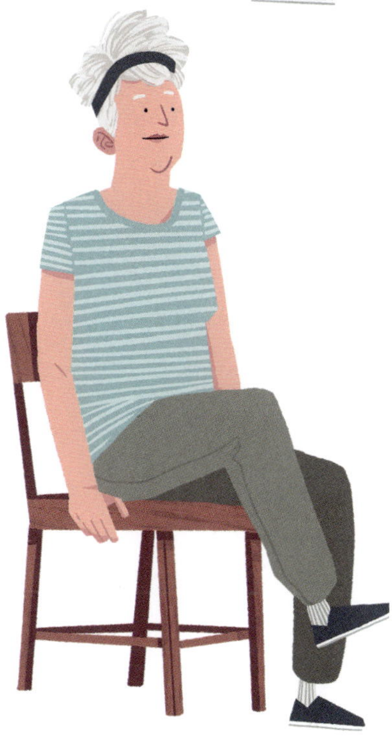

2

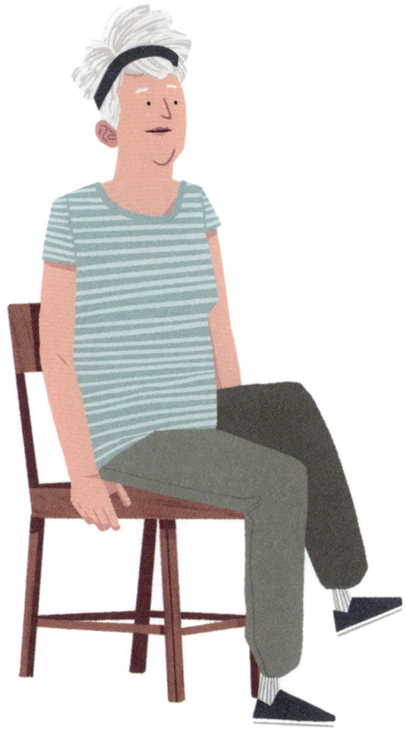

3

Diagonale Bauchpresse

Trainierte Muskelgruppen: Quer verlaufende Bauchmuskeln, gerade Bauchmuskeln, schräge Bauchmuskeln

Diese Übung ist eine schonende Methode, um die Muskeln zu trainieren, die das »Sixpack« bilden, ohne den Nacken zu belasten, wie es bei herkömmlichen Bauchpressen der Fall ist. Die sitzende Position verhindert zudem, dass Ihr Oberkörper zu sehr schwankt, was ein gutes Gleichgewichtstraining ist.

1. Aufrecht auf einen Stuhl setzen, die Hände an den Kopf legen und beide Füße auf den Boden stellen. Einatmen.
2. Beim Ausatmen die Bauchmuskeln anspannen und das rechte Bein heben. Gleichzeitig den linken Ellbogen nach unten zum rechten Knie ziehen. Beim Absenken des Beins und der Rückkehr in die aufrechte Position einatmen.

Die Übung mit der anderen Seite wiederholen. Die Ausführung mit beiden Seiten ist eine vollständige Wiederholung. Anfangs möglichst 10 Wiederholungen durchführen und diese im Laufe der Zeit auf 20 Wiederholungen steigern.

Variante: Der Widerstand kann durch zusätzliche Knöchelgewichte erhöht werden.

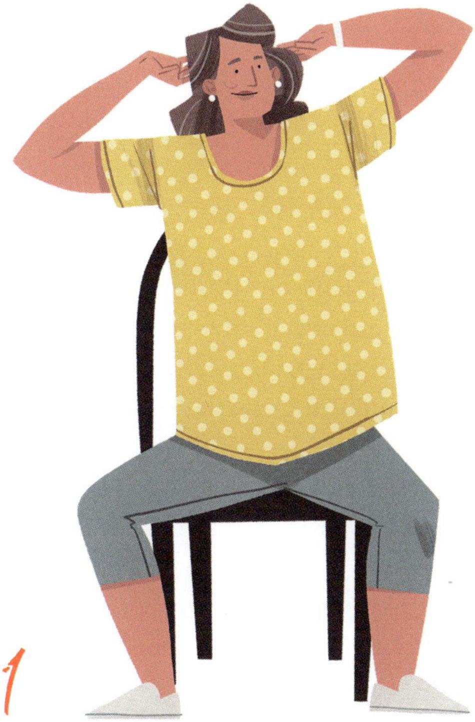

1

HINWEIS

Machen Sie sich keine Sorgen, wenn sich Ihr Ellbogen und Ihr Knie nicht berühren. Konzentrieren Sie sich auf eine langsame und kontrollierte Ausführung anstatt auf ruckartige Bewegungen.

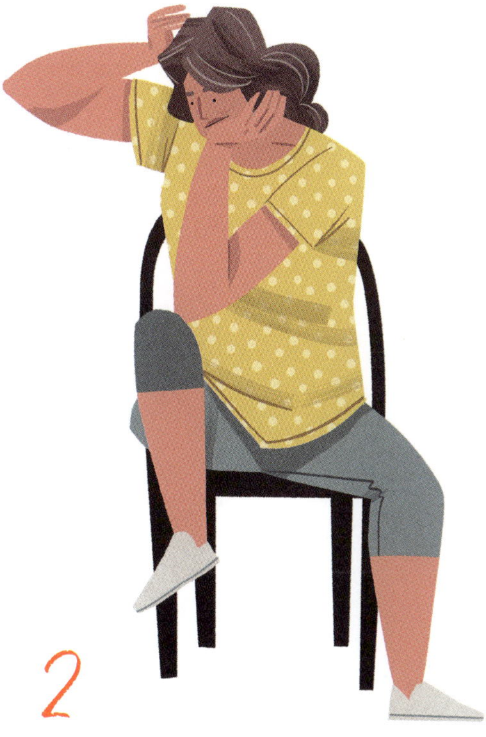

2

Seitbeugen im Sitzen

Trainierte Muskelgruppen: Schräge Bauchmuskeln, Rückenstrecker

Diese Bewegung trainiert die vielen Muskeln entlang der Wirbelsäule, die Sie jedes Mal beanspruchen, wenn Sie sich bücken, um etwas aufzuheben oder Ihre Schuhe zu binden. Diese Muskeln spielen auch eine wichtige Rolle bei der richtigen Körperhaltung, die der Schlüssel zur Bekämpfung von Rückenschmerzen ist.

1. Aufrecht auf einen Stuhl setzen, die Hände über die Stuhlseiten nach unten hängen lassen. Einatmen.
2. Beim Ausatmen die Körpermitte anspannen und den Körper nach rechts beugen, die rechte Hand zum Boden strecken. Bei der Rückkehr in die aufrechte Position einatmen.

Die Ausführung auf einer Seite ist eine Wiederholung. Die Übung 8- bis 10-mal auf dieser Seite wiederholen, anschließend auf der anderen Seite ausführen.

Variante: Der Einsatz einer Kurzhantel sorgt für zusätzlichen Widerstand.

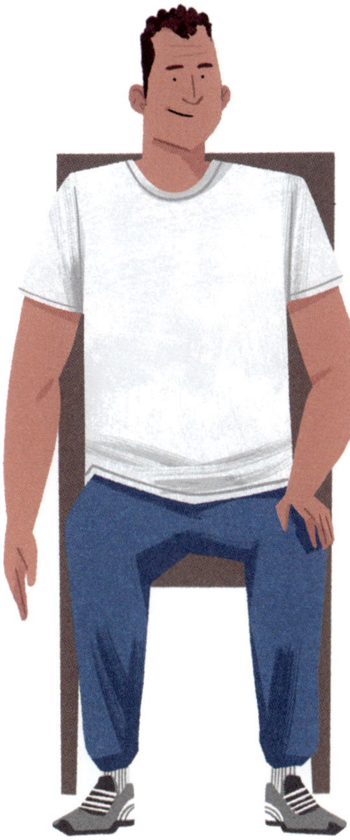

1

HINWEIS

Versuchen Sie, die Schultern in einer Linie zu halten, anstatt den Oberkörper beim Beugen nach vorn zu neigen.

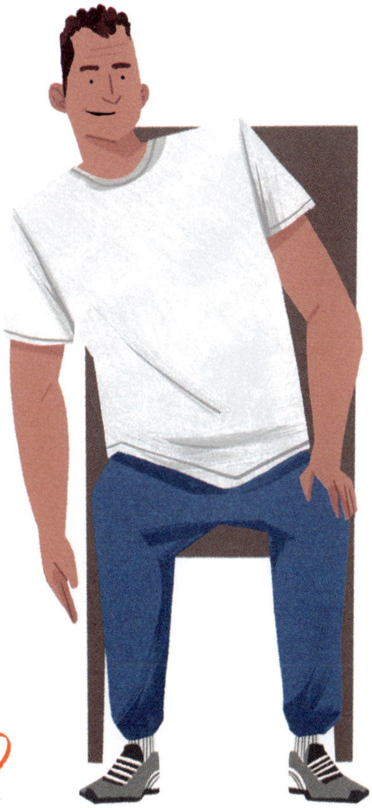

2

Drehung im Sitzen

Trainierte Muskelgruppen: Gerade Bauchmuskeln, quer verlaufende Bauchmuskeln, schräge Bauchmuskeln

Die Muskeln, die Sie bei dieser Übung anspannen, sind dieselben, die Sie benötigen, wenn Sie sich beim Autofahren umdrehen, um den toten Winkel zu überprüfen – sehr wichtig, wenn Sie sicher im Straßenverkehr unterwegs sein wollen. Diese Übung hilft Ihnen, Ihre Fähigkeit aufrechtzuerhalten, schnell die Richtung zu wechseln, und ist außerdem ideal, um Fettpölsterchen an der Taille loszuwerden.

1. Eine sitzende Position mit verschränkten Händen und Armen vor der Brust einnehmen. Einatmen.
2. Den Rumpf zu einer Seite drehen und dabei ausatmen. Stellen Sie sich vor, dass Sie Ihre Rumpfmuskeln wie ein Korsett eng um Ihre Wirbelsäule ziehen. Bei der Rückkehr in die Mitte einatmen, dann ausatmend zur anderen Seite drehen.

Dies ist eine Wiederholung. Möglichst 3 Sätze mit 8 bis 10 Wiederholungen durchführen.

Variante: Der Widerstand kann durch das Halten einer Kurzhantel oder eines Medizinballs erhöht werden.

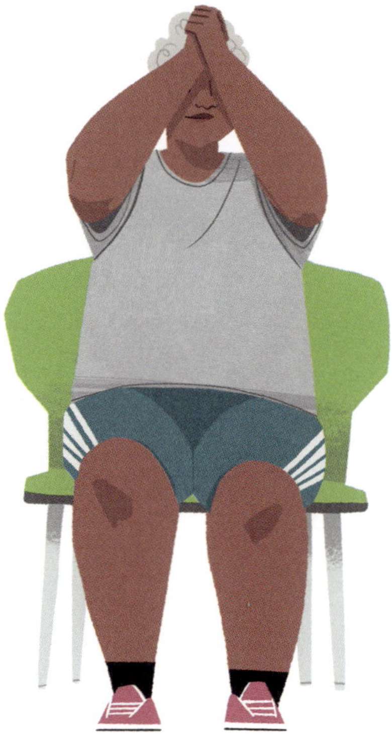

1

HINWEIS

Halten Sie Ihre Oberarme parallel zum Boden und in einem 90-Grad-Winkel zur Wirbelsäule. Die Wirbelsäule gerade halten und eine krumme Sitzhaltung oder eine Krümmung nach vorn vermeiden. Während der Drehung ausatmen.

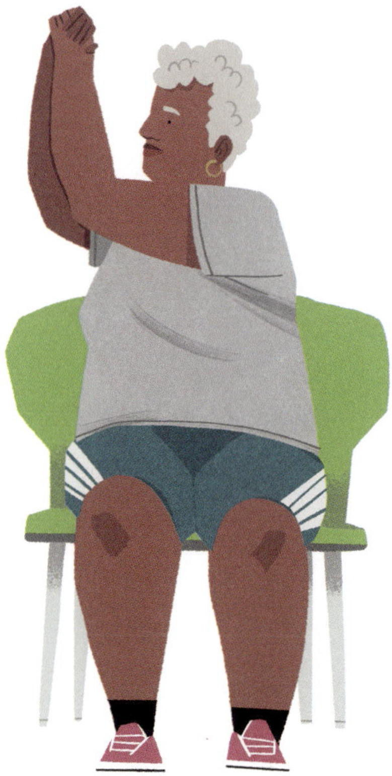

2

Langsames Zurücklehnen

Trainierte Muskelgruppen: Gerade Bauchmuskeln, quer verlaufende Bauchmuskeln

Diese Übung stärkt hervorragend die Muskeln, die Sie benötigen, um sich problemlos im Bett aufzusetzen, von einem tiefen, bequemen Sofa aufzustehen oder sich nach einem Bodentraining von der Matte zu erheben.

1. Aufrecht auf die Stuhlkante setzen und die Arme nach vorn mit den Handflächen nach oben ausstrecken. Dabei einatmen.
2. Ausatmen und dabei langsam in Richtung Stuhllehne zurücklehnen. Beim Zurücklehnen die Wirbelsäule in eine gerundete »C«-Form bringen. Der Rücken darf die Stuhllehne berühren, eine vollständige Entspannung auf dem Stuhl sollte aber nicht stattfinden. In eine aufrechte Position zurückkehren und dabei einatmen.

Dies ist eine Wiederholung. Möglichst 10 Wiederholungen durchführen.

Variante: Die Übung wird mit den Händen auf den Hüften oder durch Festhalten an den Stuhlkanten weniger schwierig.

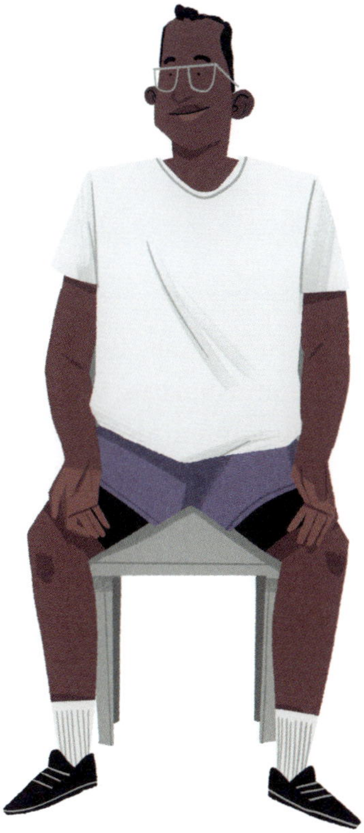

1

HINWEIS

Versuchen Sie, die Arme waagrecht zu halten und die Füße flach auf den Boden zu stellen.

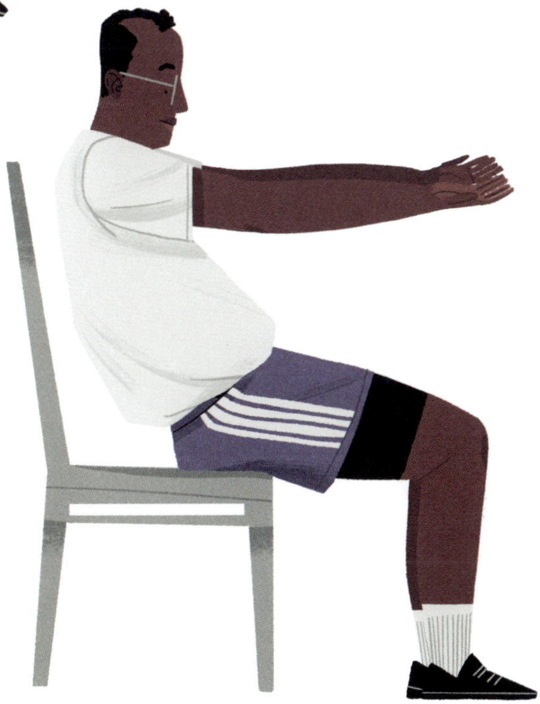

2

Seilziehen

Trainierte Muskelgruppen: Gerade Bauchmuskeln, quer verlaufende Bauchmuskeln, großer Rückenmuskel, Rückenstrecker

Diese Übung eignet sich hervorragend zur Verbesserung des Bewegungsspielraums. Außerdem sorgt sie für eine starke Lendenmuskulatur, was Verletzungen bei alltäglichen Tätigkeiten wie dem Unkrautzupfen, dem Öffnen einer schweren Tür oder dem Ausräumen der Spülmaschine vorbeugen kann.

1. Eine sitzende Position einnehmen. Beim Einatmen den rechten Arm über den Körper strecken und den Oberkörper in einem 45-Grad-Winkel nach vorn bringen.
2. Eine Faust ballen, als ob Sie sich an einem imaginären Seil festhalten würden. Beim Ausatmen den Ellbogen nach hinten ziehen, die Faust in eine Linie mit der Achselhöhle bringen und den Oberkörper wieder in eine aufrechte Position bringen.

Dies ist eine Wiederholung. Möglichst 8 bis 10 Wiederholungen auf jeder Seite durchführen.

Variante: Der Bewegungsradius kann erhöht werden, indem Sie sich beim Ziehen nach hinten bis über die Schulter drehen und den Ellenbogen am Stuhl hinter Ihnen berühren.

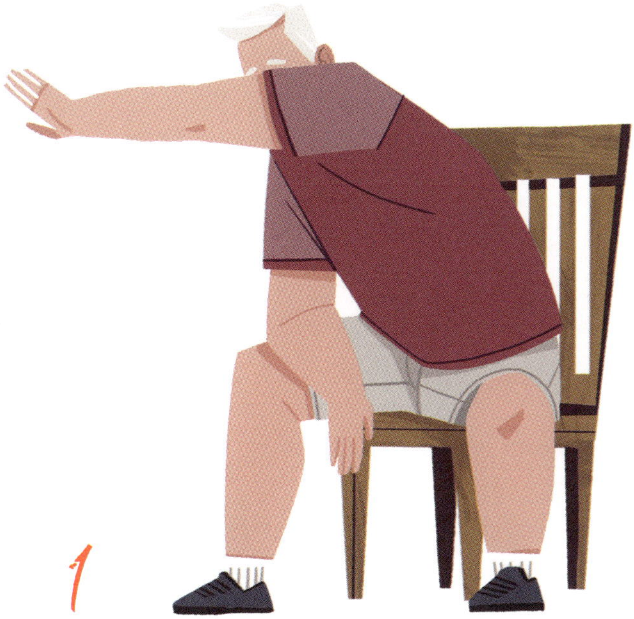

1

HINWEIS

Stellen Sie sich vor, dass Sie ein Seil über Ihren Körper ziehen. Versuchen Sie, den Arm während der gesamten Übung angehoben und parallel zum Boden zu halten.

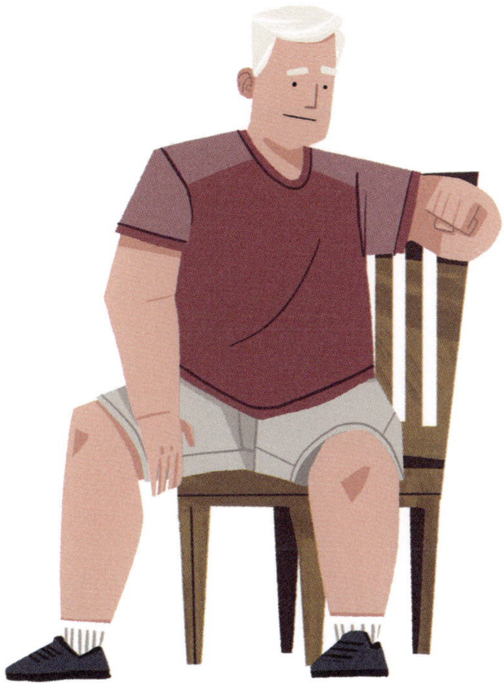

2

Rumpfkreisen

Trainierte Muskelgruppen: Gerade Bauchmuskeln, quer verlaufende Bauchmuskeln

Diese Übung fördert eine gute und korrekte Körperhaltung und bekämpft die Probleme, die durch langes Sitzen entstehen. Wenn Sie jeden Tag zu lange sitzen, führt dies zu Muskelabbau und zu allen möglichen Fehlstellungen, die Rückenschmerzen verursachen können. Wirken Sie den langen Stunden vor dem Computer mit dieser einfachen Bewegung entgegen.

1. Aufrecht vorn auf die Stuhlkante setzen, die Arme zu beiden Seiten ausstrecken. Einatmen.
2. Beim Ausatmen den Brustkorb nach vorn und dann zu einer Seite hin drücken, danach wieder zurück, sodass ein vollständiger Kreis gebildet wird.

8 bis 10 vollständige Kreise vollziehen und dabei gleichmäßig atmen. Anschließend die Übung in die andere Richtung wiederholen.

Variante: Für eine größere Herausforderung können Gewichte in den ausgestreckten Händen gehalten werden, wobei die Handflächen nach oben zeigen, alternativ die Arme mit den Gewichten vor der Brust verschränken.

HINWEIS

Versuchen Sie sich bei dieser Bewegung auf Ihre Bauchmuskeln zu konzentrieren und führen Sie die Übung aus Ihrer Körpermitte durch und nicht aus dem Oberkörper oder aus dem Schwung heraus.

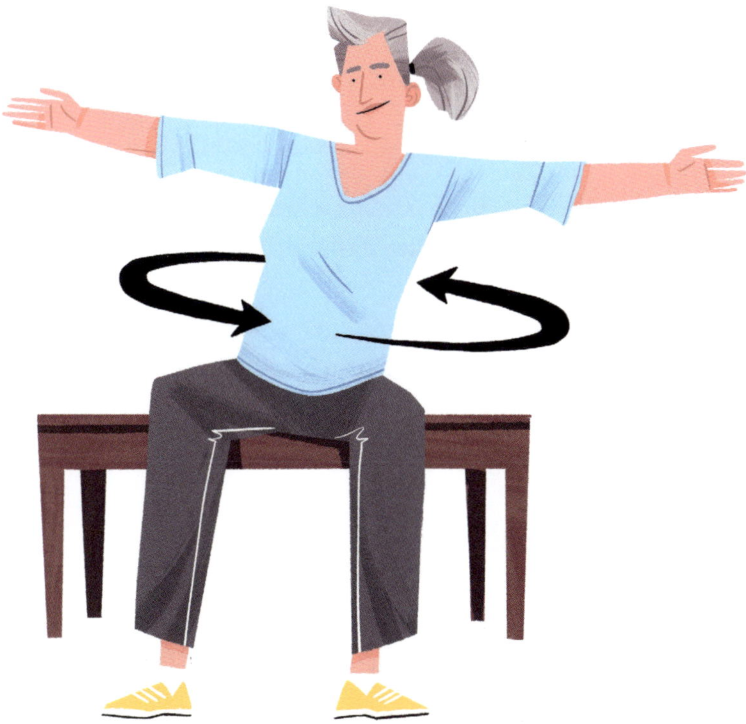

Bauchpresse im Sitzen

Trainierte Muskelgruppen: Gerade Bauchmuskeln, quer verlaufende Bauchmuskeln, großer Rückenmuskel

Diese Übung trainiert nicht nur die Körpermitte, sondern stärkt auch die Hüftbeuger, welche für jede Aktivität, die ein Beugen oder Treten erfordert, unerlässlich sind – selbst beim Gehen werden diese wichtigen Muskeln beansprucht. Wenn die Hüftbeuger schwach sind, können sie bei plötzlichen Bewegungen reißen und zu einer sehr schmerzhaften Verletzung führen.

1. Auf einem Stuhl sitzend das rechte Bein gerade nach vorn ausstrecken und die Arme zu beiden Seiten ausstrecken. Dabei einatmen.
2. Mit der Ausatmung den Oberkörper nach vorn beugen, gleichzeitig das rechte Bein vom Boden abheben. Dabei die Arme vor dem Körper zusammenführen und in Richtung des Fußes strecken. In die Ausgangsposition zurückkehren und dabei einatmen.

Die Ausführung auf einer Seite ist eine Wiederholung. Möglichst 8 bis 10 Wiederholungen durchführen und dies dann auf der anderen Seite wiederholen.

Variante: Um die Intensität zu verringern, mit beiden Füßen auf dem Boden bleiben. Die Übung kann auch anspruchsvoller gestaltet werden, wenn Knöchelgewichte angebracht werden.

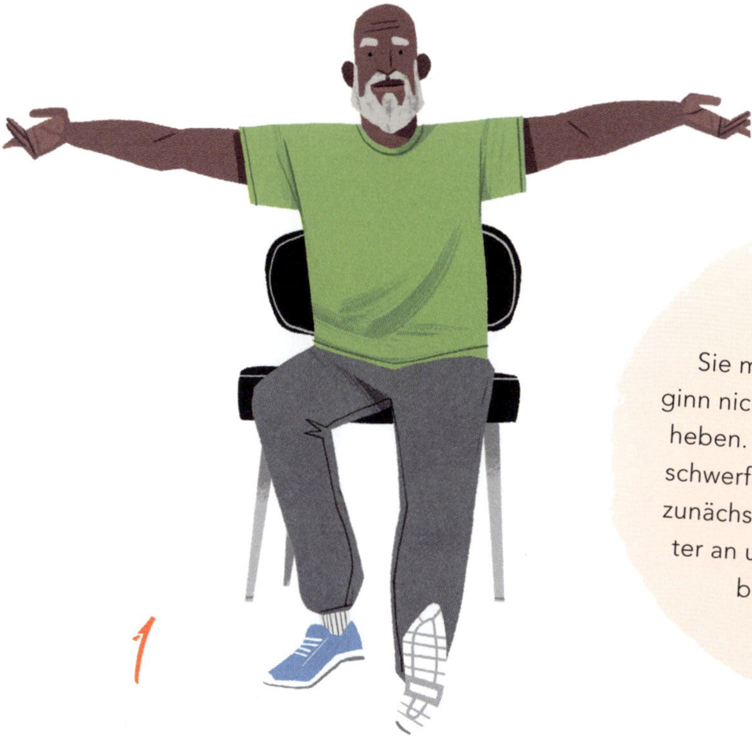

1

HINWEIS

Sie müssen Ihr Bein zu Beginn nicht sehr hoch vom Boden heben. Wenn Ihnen die Übung schwerfällt, heben Sie das Bein zunächst nur ein paar Zentimeter an und steigern sich dann bis auf Hüfthöhe.

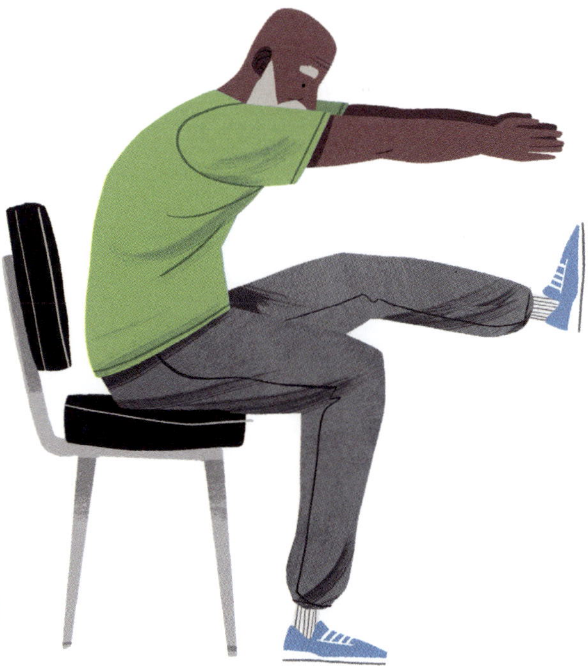

2

Metronom

Trainierte Muskelgruppen: Rückenstrecker, schräge Bauchmuskeln

Die seitliche Bewegung dieser Übung eignet sich hervorragend zur Dehnung und Kräftigung der schrägen Bauchmuskeln, die eine wichtige Rolle bei der Stabilisierung des Rumpfes spielen. Mit einem starken, stabilen Rumpf können Sie schwere Gegenstände heben und eine Überstreckung des Rückens verhindern.

1. Aufrecht vorn auf die Stuhlkante setzen, die Arme über den Kopf strecken, wobei sich die Handflächen berühren. Einatmen.
2. Den Oberkörper in einer fließenden, kontrollierten Bewegung wie ein Metronom erst zur einen, dann zur anderen Seite beugen – etwa auf 10 Uhr und auf 14 Uhr, als würden Sie auf das Zifferblatt einer Uhr schauen.

Während der Bewegung von einer Seite zur anderen gleichmäßig atmen und die Bewegung für 10 bis 12 Atemzyklen aufrecht halten. Ein gleichmäßiger Atem ist wichtiger als der Zeitpunkt des Ein- und Ausatmens.

Variante: Um die Rumpfkraft stärker zu trainieren, beim Beugen die Hüfte vom Stuhl abheben und diese Position zwei Sekunden lang halten. Auf der anderen Seite wiederholen.

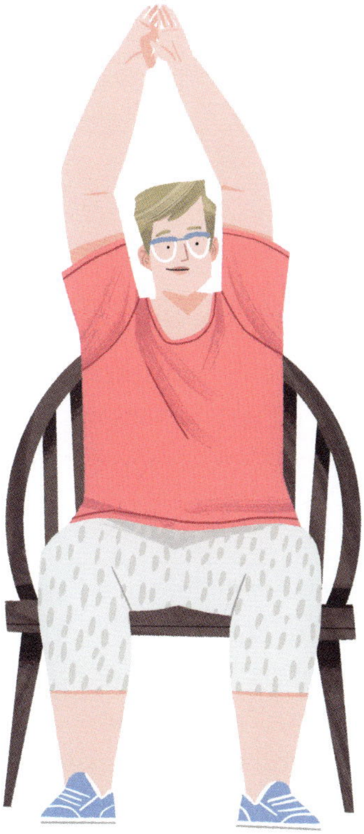

HINWEIS

Vermeiden Sie seitliches »Einknicken«. Halten Sie stattdessen die Körpermitte aktiviert und nach oben gestreckt. Ihre Körpermitte und nicht der Schwung sollte die Bewegung steuern.

1

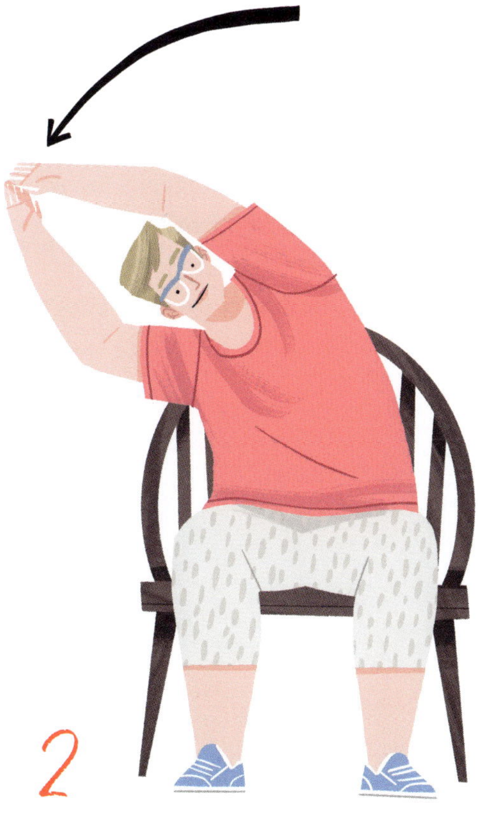

2

Tickende Uhr

Trainierte Muskelgruppen: Rückenstrecker, schräge Bauchmuskeln, gerade Bauchmuskeln

Ähnlich wie bei der Metronom-Übung (Seite 38) trägt diese Bewegung zu einer starken Rumpfmuskulatur bei, die auch die Wirbelsäule stützt und Rückenschmerzen minimiert. Beim Metronom bewegen Sie sich fließend hin und her. Bei dieser Übung führen Sie festere, kontrollierte Bewegungen von einer Seite zur anderen aus.

1. Aufrecht vorn auf die Stuhlkante setzen, die Arme über den Kopf strecken, wobei sich die Handflächen berühren. Einatmen.
2. Mit dem Oberkörper die Zeiger einer Uhr nachahmen, die von 12 Uhr auf 13 Uhr und dann auf 14 Uhr und danach zurück auf 13 Uhr und 12 Uhr »ticken«. Bei der Abwärtsbewegung ausatmen und bei der Aufwärtsbewegung wieder einatmen. Diese Übung danach auf der anderen Körperseite ausführen (12 Uhr, 11 Uhr, 10 Uhr und zurück).

Die Ausführung auf beiden Körperseiten ist eine vollständige Wiederholung. Ideal sind 10 bis 12 Wiederholungen.

Variante: Um den Schwierigkeitsgrad zu erhöhen, auf der rechten Seite auf 15 Uhr und auf der linken Seite auf 9 Uhr einen zusätzlichen Stopp hinzufügen.

HINWEIS

Spannen Sie Ihre Rumpfmuskulatur an, um kurze, kontrollierte Bewegungen durchzuführen, obwohl die Bewegung ähnlich wie beim Metronom ist, arbeiten Ihre Muskeln hier auf andere Weise.

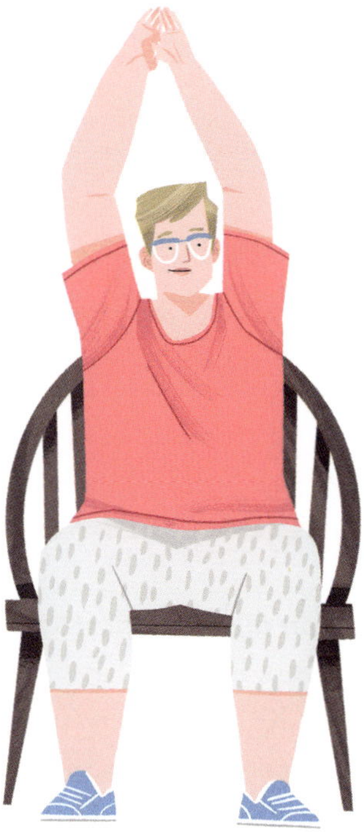

1

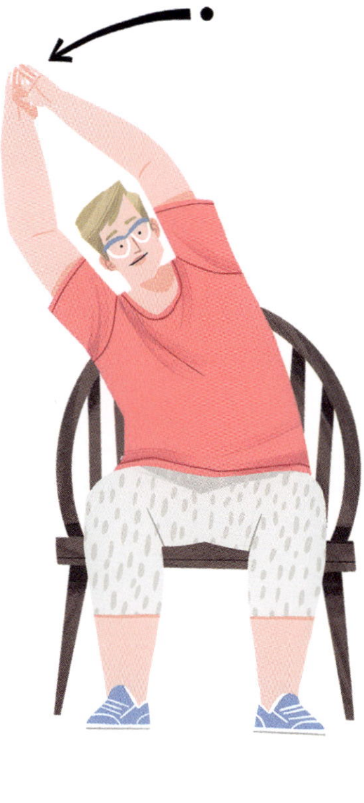

2

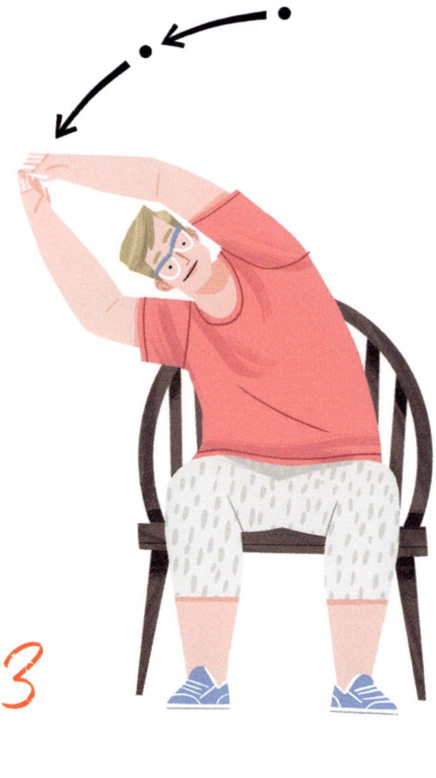

3

Bauchpresse im Stehen

Trainierte Muskelgruppen: Quer verlaufende Bauchmuskeln, gerade Bauchmuskeln, schräge Bauchmuskeln

Herkömmliche Bauchpressen werden zwar häufig angepriesen, doch sie fördern die Tiefenmuskulatur des Rumpfes nicht besonders gut. Stehende Bauchpressen hingegen tragen dazu bei, die Stabilität der gesamten Körpermitte zu verbessern und gleichzeitig das Verletzungsrisiko zu minimieren.

1. In einer stehenden Position die Füße hüftbreit auseinanderstellen und die Hände hinter den Kopf legen. Einatmen.
2. Beim Ausatmen das rechte Knie anheben und dabei gleichzeitig den linken Ellbogen schräg nach unten zum Knie führen. Während der Bewegung den Rumpf nach innen ziehen und anspannen.
3. Bei der Rückkehr in die Ausgangsposition einatmen. Die Übung auf der anderen Seite wiederholen. Die Ausführung auf beiden Körperseiten ist eine vollständige Wiederholung.

Ziel ist es, einen Satz mit 20 Wiederholungen zu schaffen.

Variante: Um die Intensität zu verringern, können die Bauchpressen ausgeführt werden, ohne das Knie anzuheben. Um die Intensität zu erhöhen, können die Wiederholungen erhöht oder zusätzliche Gewichte für die Knöchel verwendet werden.

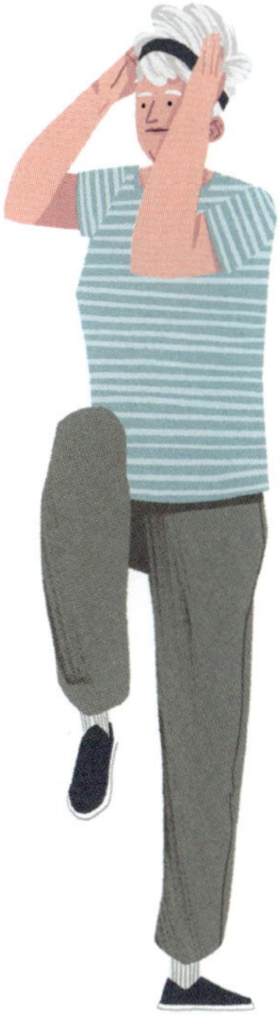

1

HINWEIS

Es ist nicht notwendig, dass sich Ihr Knie und Ihr Ellbogen berühren. Wichtiger ist, dass Sie sich bei der Bewegung auf die Anspannung Ihres Rumpfes konzentrieren.

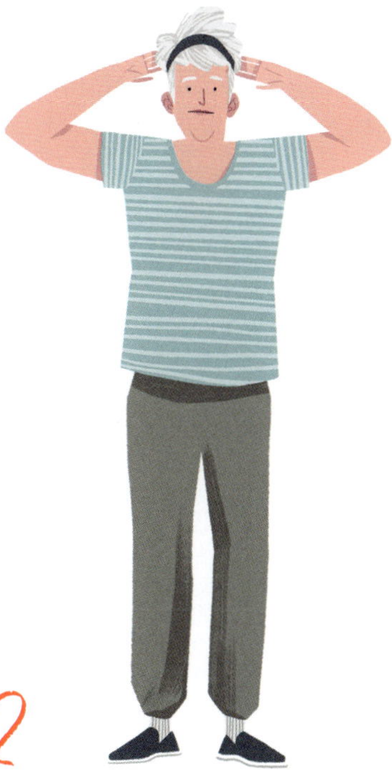

2

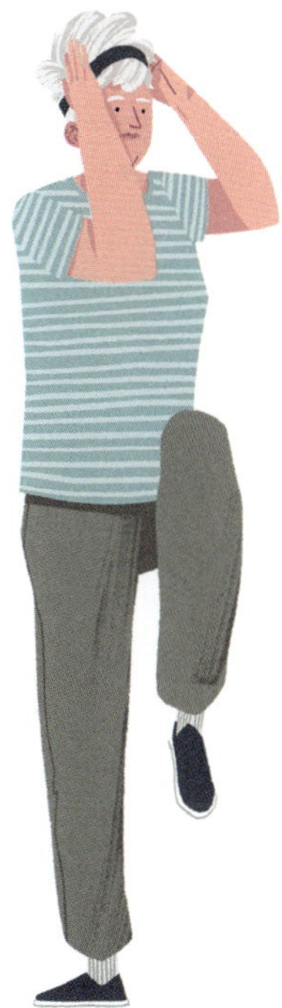

3

Seitliches Beugen

Trainierte Muskelgruppen: Schräge Bauchmuskeln, Rückenstrecker

Diese Bewegung stärkt die Kraft und Flexibilität des unteren Rückens, was verhindert, dass Sie sich den Rücken verrenken. Sie kräftigt außerdem die Muskeln, welche die Wirbelsäule stützen, fördert eine gute Körperhaltung und formt die Taille ... Klingt gut, oder?

1. In einer stehenden Position die Füße hüftbreit auseinanderstellen, die Arme an den Seiten herabhängen lassen und die Knie leicht beugen. Einatmen.
2. Beim Ausatmen die seitliche Bauchdecke anziehen und dann eine Beugung nach rechts durchführen, dabei die rechten Fingerspitzen nach unten zum Boden strecken.
3. Bei der Rückkehr in die Ausgangsposition einatmen. Die einseitige Ausführung ist eine Wiederholung. Ideal sind 10 bis 15 Wiederholungen auf beiden Seiten.

Variante: Um den Schwierigkeitsgrad zu erhöhen, kann in jeder Hand eine Kurzhantel gehalten werden. Zudem kann diese Übung auch mit über dem Kopf verschränkten Händen ausgeführt werden, ähnlich wie bei der Metronom-Übung (Seite 38).

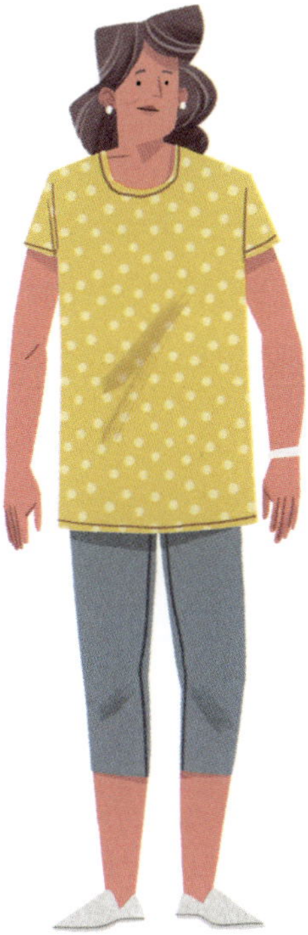

1

HINWEIS

Achten Sie darauf, dass sich Ihr Rumpf beim Beugen nicht nach vorn oder hinten neigt. Halten Sie den Oberkörper in einer Linie mit den Beinen und nutzen Sie die Rumpfmuskulatur, um Ihre Bewegung zu kontrollieren.

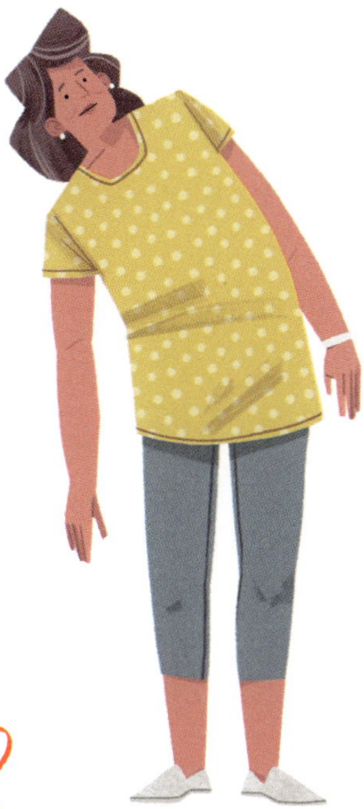

2

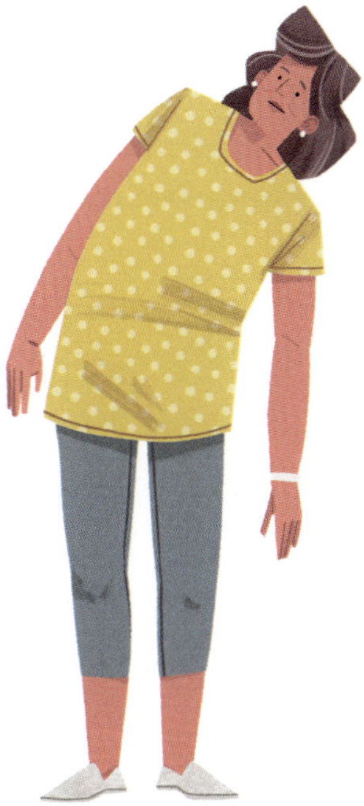

3

Bauchpresse mit Beinheben

Trainierte Muskelgruppen: Schräge Bauchmuskeln, Rückenstrecker

Jedes Mal, wenn Sie sich in der Taille beugen, müssen Sie sich auf Ihre Körpermitte verlassen, damit Sie nicht umkippen. Mit dieser Übung können Sie Ihr Gleichgewicht im Alltag verbessern: damit Sie beispielsweise einen heruntergefallenen Gegenstand mühelos aufheben oder sich zum Anziehen der Schuhe bücken können, ohne sich hinsetzen zu müssen.

1. In einer stehenden Position die Füße hüftbreit auseinanderstellen und die Hände hinter den Kopf legen. Einatmen.
2. Während des Ausatmens die rechte Hüfte öffnen und das rechte Knie seitlich vom Körper anheben. Gleichzeitig den rechten Ellbogen nach unten ziehen, bis er das Knie berührt.
3. Bei der Rückkehr in die Ausgangsposition einatmen. Die einseitige Ausführung ist eine Wiederholung. Ideal sind 8 Wiederholungen auf jeder Seite.

Variante: Für eine geringere Intensität kann die Übung mit beiden Füßen auf dem Boden ausgeführt werden, ohne Anheben des Knies. Um die Intensität zu erhöhen, können mehr Wiederholungen durchgeführt oder zusätzliche Gewichte an die Knöchel angebracht werden.

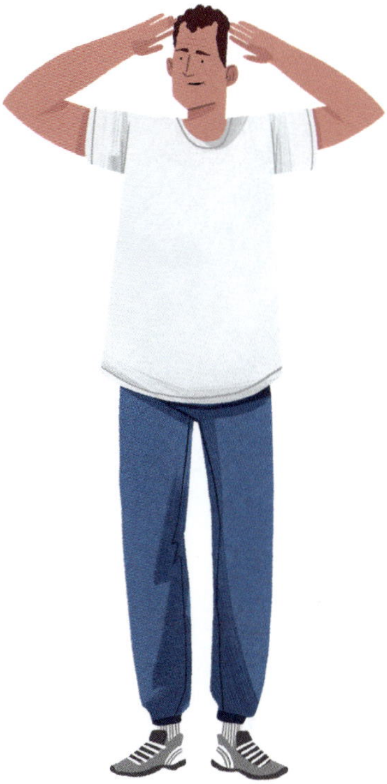

1

HINWEIS

Vielleicht fällt es Ihnen zu Beginn besonders schwer, das Gleichgewicht zu halten. Das ist ganz normal. Heben Sie Ihren Fuß daher anfangs nur ein paar Zentimeter vom Boden ab, damit Sie sich langsam an die Übung gewöhnen. Wenn sich Ihre Balance und Ihre Kraft verbessern, können Sie Ihr Knie nach und nach etwas höher heben.

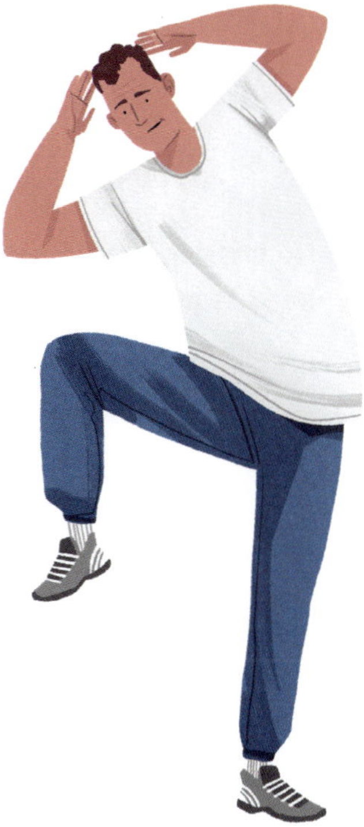

2

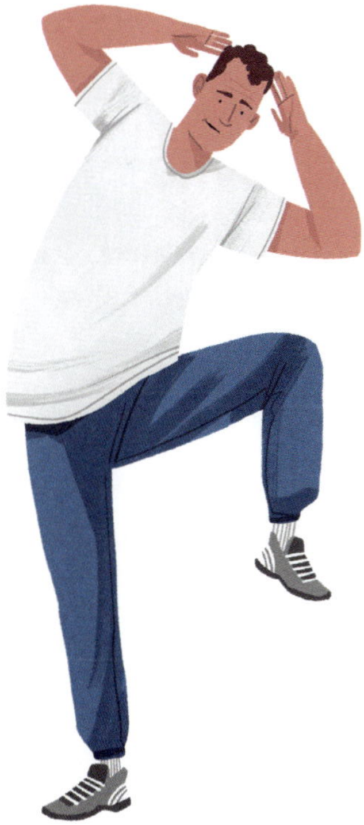

3

Beckenkippen

Trainierte Muskelgruppen: Gerade Bauchmuskeln, quer verlaufende Bauchmuskeln, schräge Bauchmuskeln

Diese Übung beansprucht sowohl Ihre Rumpf- als auch Ihre Hüftmuskeln. Das sind die gleichen Muskelgruppen, die Sie brauchen, um bequem und schmerzfrei zu stehen und sich zu bücken und die Zehen zu berühren. Jede Art von Hebebewegung, wie das Bücken und Aufheben eines Gegenstandes vom Boden, erfordert eine starke und gut funktionierende Muskulatur.

1. Einen geraden und aufrechten Stand einnehmen, die Füße etwa schulterbreit auseinander, mit einer leichten Beugung in den Knien. Die Hände auf die Hüften legen und einatmen.
2. Beim Ausatmen die Bauchmuskeln anspannen und das Becken nach vorn kippen, sodass der Brustkorb eine konkave Form annimmt. Die Schultern können ebenfalls leicht nach vorn gebracht werden. Während der Rückkehr in die neutrale Position einatmen.

Dies ist eine Wiederholung. Ideal sind 15 bis 20 Wiederholungen.

Variante: Am Anfang kann es hilfreich sein, diese Übung mit dem Rücken an einer Wand auszuführen, damit Sie den Unterschied zwischen der neutralen und der angespannten Position spüren können.

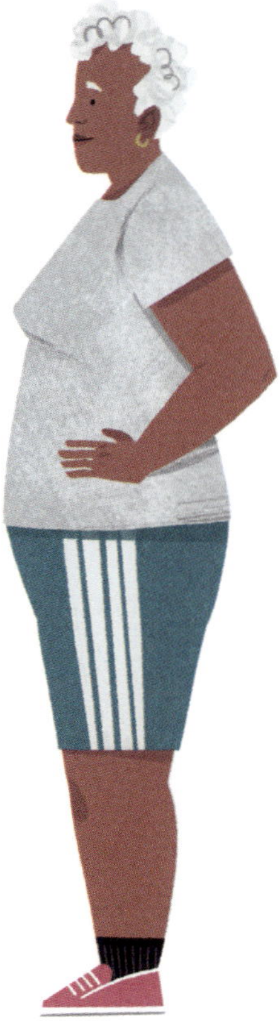

1

HINWEIS

Obwohl es sich um eine einfache Bewegung handelt, kann sie sehr effektiv sein, wenn sie richtig ausgeführt wird. Ziehen Sie nicht einfach den Bauch ein, sondern konzentrieren Sie sich darauf, Ihre Bauchmuskeln bei der Kippbewegung nach vorn anzuspannen. Stellen Sie sich vor, Sie würden mit Ihrem Bauchnabel eine Orange auspressen.

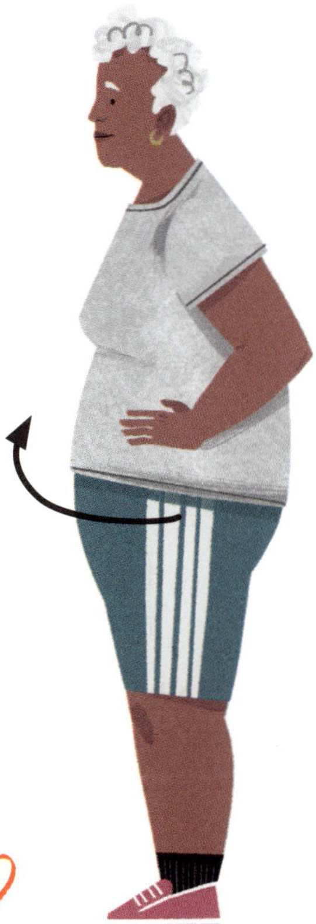

2

Oberkörperdrehung

Trainierte Muskelgruppen: Gerade Bauchmuskeln, quer verlaufende Bauchmuskeln, schräge Bauchmuskeln, Rückenstrecker

Wenn Sie an einem perfekten Golfschwung arbeiten, wird Ihnen diese Übung sicher gefallen. Aber auch wenn Sie kein Golfer sind, ist die Fähigkeit, Ihren Oberkörper gut drehen zu können, der Schlüssel zu sehr vielen Bewegungen im Alltag. Die Drehungen in dieser Übung unterstützen den Aufbau der Muskeln, welche die Wirbelsäule schützen, und beugen somit Rückenverletzungen vor.

1. Mit hüftbreit auseinanderstehenden Füßen einen aufrechten Stand einnehmen. Die Arme in Schulterhöhe mit verschränkten Händen nach vorn ausstrecken und einatmen.
2. Die Körpermitte anspannen, den Oberkörper zu einer Seite drehen und mit dem Kopf in die Drehrichtung schauen. Dabei ausatmen. Beim Einatmen in die Ausgangsposition zurückkehren und beim erneuten Ausatmen zur anderen Seite drehen.

Die Ausführung auf beiden Seiten ist eine Wiederholung. Ideal sind 10 bis 15 Wiederholungen.

Variante: Noch effektiver wird die Übung durch das Halten einer Kugelhantel, eines Medizinballs oder einer Kurzhantel während der Bewegung.

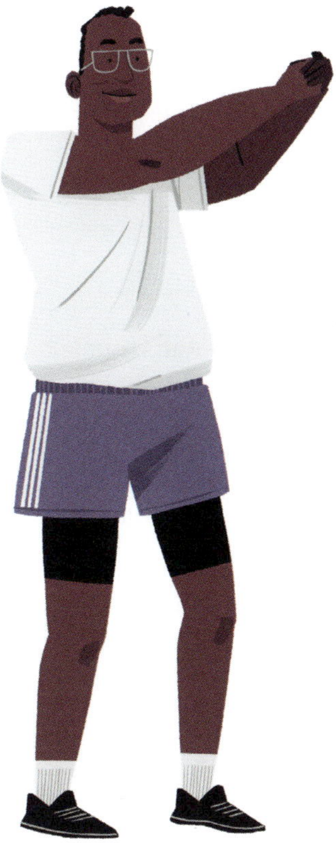

1

HINWEIS

Ihre Schultern sollten nach hinten gezogen sein und Ihre Hüften so ruhig wie möglich bleiben. Lassen Sie Ihre Körpermitte die Arbeit machen.

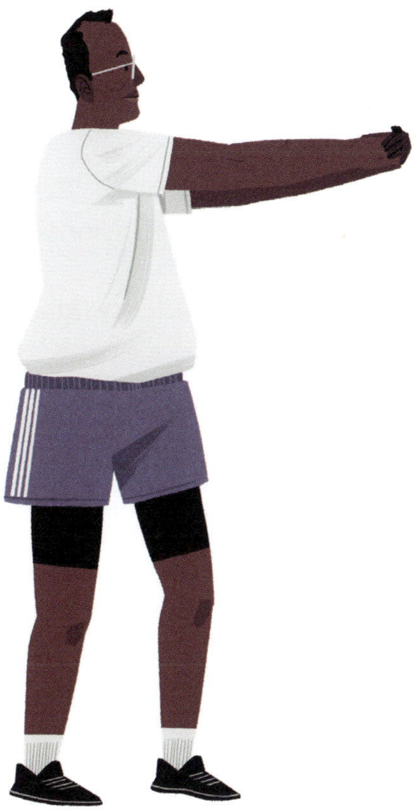

2

Holzhacken

Trainierte Muskelgruppen: Quer verlaufende Bauchmuskeln, schräge Bauchmuskeln, großer Rückenmuskel

Wenn Sie eine Sportart mit einem Schläger betreiben, wie beispielsweise Tennis, Golf oder Badminton, wird diese Übung Ihr Spiel verbessern. Sie fördert die Beweglichkeit und verbessert die Flexibilität der Wirbelsäule.

1. Mit den Füßen etwas weiter als hüftbreit auseinanderstellen, die Hände vor dem Körper verschränken und die Arme strecken. Beim Einatmen die Arme diagonal nach rechts oben strecken, die Hüfte nach rechts schwenken und den Schwerpunkt auf den rechten Fuß verlagern.
2. Mit der Ausatmung die Arme in einer Hackbewegung diagonal nach unten über den Körper führen. Dabei in der Taille beugen, den Körper nach links unten drehen und das Gewicht auf den linken Fuß verlagern. Die Übung wird mit den Händen kurz vor dem linken Schienbein beendet.

Dies ist eine Wiederholung. Es sollten je 10 bis 12 Wiederholungen auf der rechten Seite und linken Seite durchgeführt werden.

Variante: Noch effektiver wird die Übung durch das Halten einer Kugelhantel, eines Medizinballs oder einer Kurzhantel während der Bewegung.

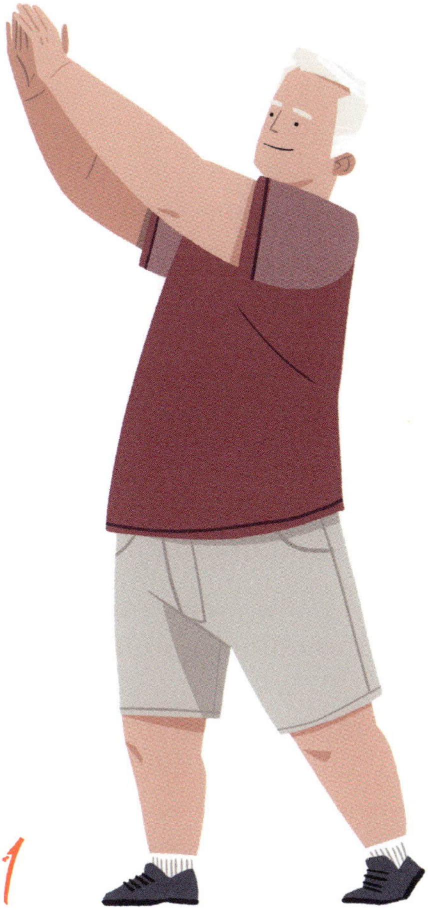

1

HINWEIS

Vermeiden Sie es, sich nach vorn zu beugen, und halten Sie Ihren Brustkorb während der gesamten Übung angehoben und offen. Ihre Augen sollten Ihren Händen folgen.

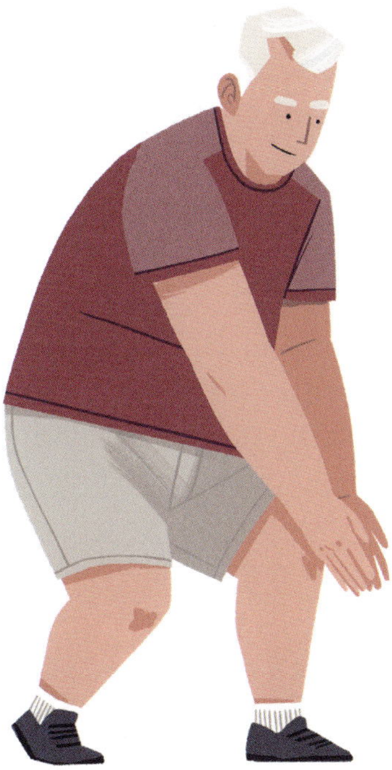

2

Dreieck

Trainierte Muskelgruppen: Gerade Bauchmuskeln, quer verlaufende Bauchmuskeln, schräge Bauchmuskeln, großer Rückenmuskel

Wenn Sie Yoga praktizieren, kennen Sie diese Haltung vielleicht unter ihrem Sanskritnamen *Trikonasana*. Sie stärkt die Körpermitte, verbessert die Flexibilität der Wirbelsäule, löst Verspannungen im Rücken, öffnet die Hüften und dehnt die Kniesehnen.

1. Eine stehende Position einnehmen und die Füße weiter als hüftbreit auseinanderstellen.
2. Die rechte Fußspitze nach außen drehen, sodass sie nach rechts zeigt. Beim Einatmen die Arme anheben, bis diese auf Schulterhöhe zu den Seiten ausgestreckt sind.
3. Den Bauchnabel in Richtung Wirbelsäule ziehen, die Körpermitte anspannen und mit der Ausatmung in der Taille zur Seite beugen, dabei die rechte Hand zum äußeren rechten Schienbein absenken. Diese Position für drei bis vier Atemzyklen halten. Danach die Körpermitte aktivieren und in die Ausgangsposition zurückkehren.

Die Übung auf der anderen Seite wiederholen. Eine Ausführung auf jeder Seite ist ausreichend.

Variante: Um die Übung zu erleichtern, kann die Hand auf den Oberschenkel statt an das Schienbein gebracht werden. Eine größere Herausforderung bietet die Übung, wenn die Hand den Boden berührt.

HINWEIS

Achten Sie darauf, dass sich Ihr Oberkörper nicht nach vorn neigt und Ihre Wirbelsäule nicht abknickt. Das Ziel ist es, die Wirbelsäule während der gesamten Übung gerade zu halten, sodass Bein, Arm und Wirbelsäule drei gerade Seiten eines Dreiecks bilden.

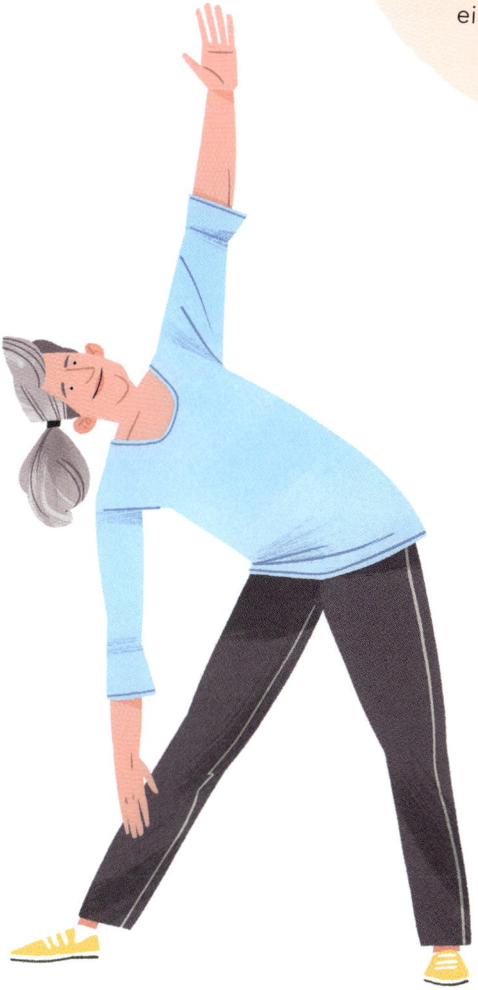

Diagonales Beugen

Trainierte Muskelgruppen: Gerade Bauchmuskeln, quer verlaufende Bauchmuskeln, großer Rückenmuskel

Diese Übung ahmt die Bewegung nach, mit der man nach einem Gegenstand auf einem hohen Regal greift, also eine Tätigkeit, bei der man auf keinen Fall ins Wanken geraten sollte. Mit dieser Übung verbessern Sie Ihr Gleichgewicht und stärken gleichzeitig Ihre Körpermitte.

1. In einer stehenden Position den Körper leicht nach rechts neigen, wobei die Zehen des linken und rechten Fußes in die gleiche Richtung wie die Schultern zeigen. Während des Einatmens beide Arme nach oben in Richtung der rechten Seite strecken und das Gewicht auf den vorderen Fuß verlagern.
2. Beim Ausatmen die Körpermitte anspannen und in der Taille nach vorn beugen. Gleichzeitig die Arme zu den Seiten führen und in die linke Hüfte lehnen. Das Körpergewicht nun auf den hinteren Fuß verlagern, wobei das hintere Knie leicht gebeugt sein sollte. Anschließend in die aufrechte Position zurückkehren.

Die Ausführung in eine Richtung ist eine Wiederholung. Ideal sind 10 bis 12 Wiederholungen je Körperseite.

Variante: Um die Kraft Ihrer Körpermitte und Ihr Gleichgewicht zu testen, heben Sie beim Anheben zur Seite den hinteren Fuß vom Boden ab und strecken Sie sich höher, um die Körpermitte noch mehr zu dehnen, bevor Sie in die gebeugte Position gehen.

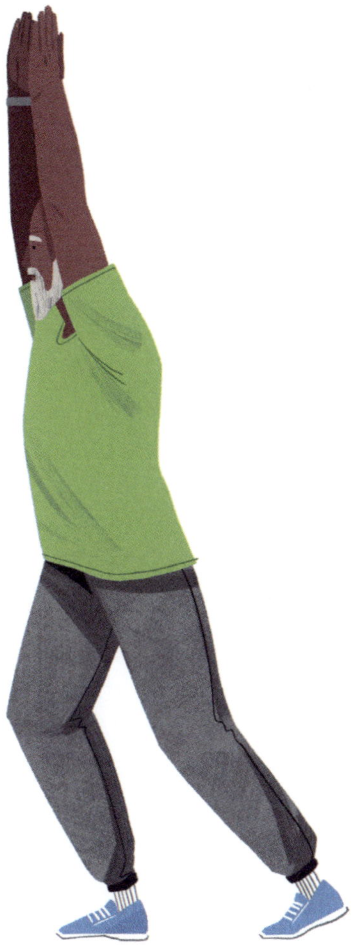

1

HINWEIS

Wenn Sie diese Bewegung richtig ausführen, spüren Sie zusätzlich, wie Ihre Gesäßmuskeln trainiert werden, während Sie sich in die Hüfte lehnen.

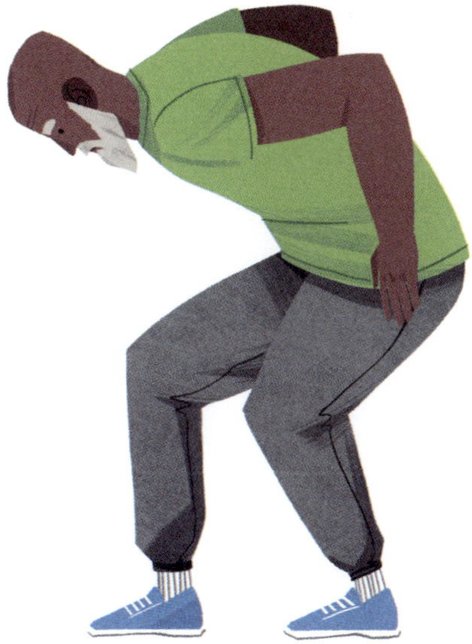

2

Herunterziehen

Trainierte Muskelgruppen: Gerade Bauchmuskeln, quer verlaufende Bauchmuskeln, großer Rückenmuskel, schräge Bauchmuskeln

Dies ist eine sehr gute Übung, um die Muskeln zu trainieren, die immer dann beansprucht werden, wenn Sie an etwas über Kopf arbeiten, beispielsweise beim Ziehen der Schnur eines Deckenventilators, beim Auswechseln einer Glühbirne oder beim Schließen eines Schiebefensters. Außerdem werden die lästigen Fettpölsterchen trainiert.

1. Einen aufrechten Stand einnehmen, dabei die Füße etwas weiter als hüftbreit auseinanderstellen. Die Zehen leicht nach außen drehen. Die Füße bleiben während der gesamten Übung in derselben Position. Einatmen und dabei einen Ausfallschritt nach rechts machen. Den linken Arm über den Kopf in Richtung des Ausfallschritts direkt neben das Ohr strecken.
2. Beim Ausatmen die Körpermitte anspannen, über die Mitte zurückkommen und einen Ausfallschritt nach links machen.
3. Dann in der Taille beugen und den linken Ellbogen nach unten in Richtung Hüfte bringen, anschließend die Hand nach unten bis zum linken Knöchel strecken.

Die Ausführung auf einer Seite ist eine Wiederholung. Es sollten 10 bis 12 Wiederholungen und anschließend die gleiche Menge auf der anderen Seite durchgeführt werden.

Variante: Um den Schwierigkeitsgrad zu verringern, kann der Arm bei der Abwärtsbewegung bis zum Knie oder Oberschenkel statt bis zum Knöchel geführt werden.

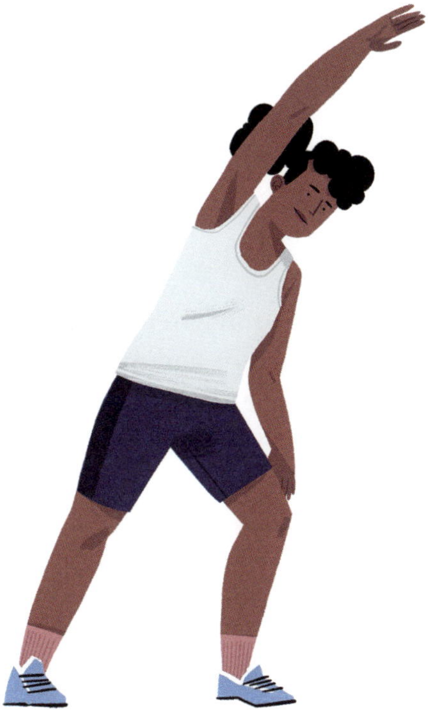

1

HINWEIS

Führen Sie die Übung langsam durch und achten Sie auf Ihre Atmung. Wenn Sie sich zu schnell auf und ab bewegen, kann Ihnen schwindelig werden.

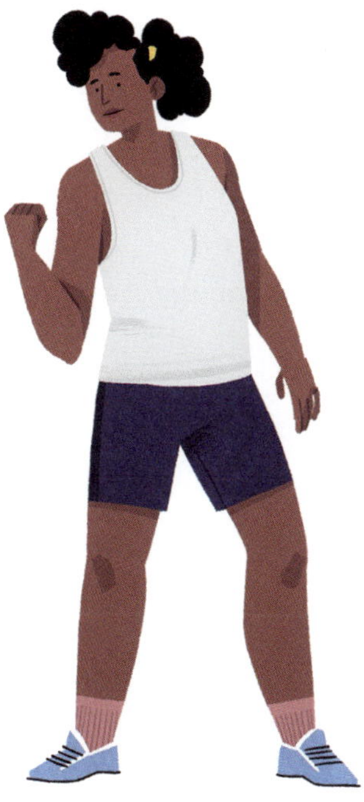

2

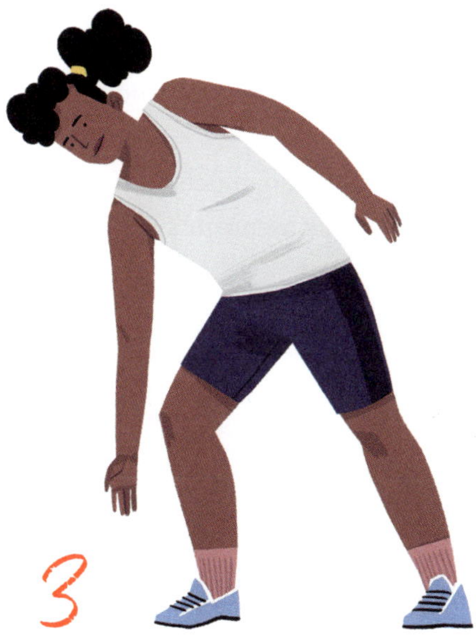

3

Überkreuz Herunterziehen

Trainierte Muskelgruppen: Gerade Bauchmuskeln, quer verlaufende Bauchmuskeln, großer Rückenmuskel

Diese Übung trainiert nicht nur die Körpermitte, sondern hilft Ihnen auch dabei, einen großen Bewegungsradius in den Schultern und Armen aufrechtzuerhalten, die eine wichtige Rolle bei der Vermeidung von Stürzen spielen – auch wenn einem dies nicht bewusst ist. Denn wenn man das Gleichgewicht verliert, streckt man unwillkürlich einen Arm aus, um sich zu stützen.

1. Einen aufrechten Stand einnehmen, dabei die Füße etwas weiter als hüftbreit auseinanderstellen. Die Zehen leicht nach außen drehen. Einatmen und dabei einen Ausfallschritt nach rechts machen. Den rechten Arm in Richtung des Ausfallschritts nach oben strecken.
2. Beim Ausatmen die Körpermitte anspannen, über die Mitte zurückkommen und einen Ausfallschritt nach links machen. Dabei in der Taille beugen und den rechten Arm quer nach unten zum linken Knöchel führen.

Die Ausführung auf einer Seite ist eine Wiederholung. Es sollten 10 bis 12 Wiederholungen durchgeführt werden, anschließend die gleiche Menge auf der anderen Seite wiederholen.

Variante: Um den Schwierigkeitsgrad zu verringern, kann der Arm bei der Abwärtsbewegung nur bis zum Knie oder Oberschenkel statt bis zum Knöchel geführt werden.

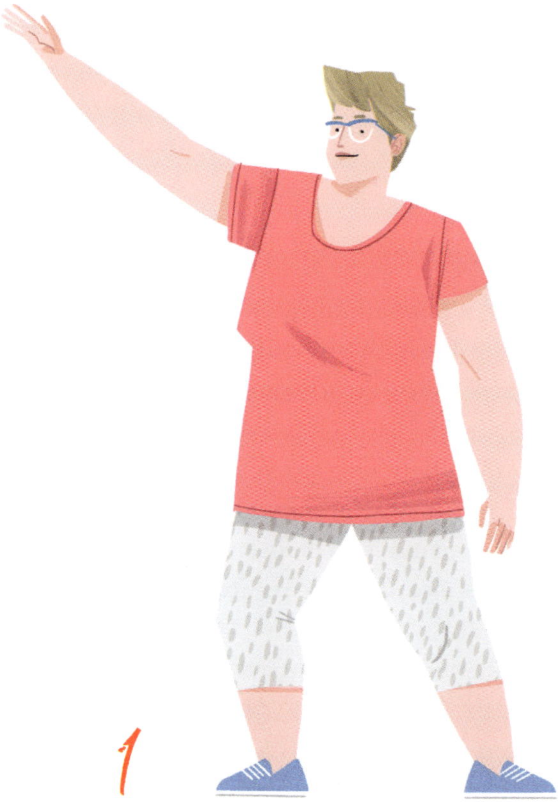

HINWEIS

Diese Übung ähnelt dem Herunterziehen (Seite 58), wobei hier vorrangig die vordere Körpermitte und nicht die Seiten trainiert werden.

1

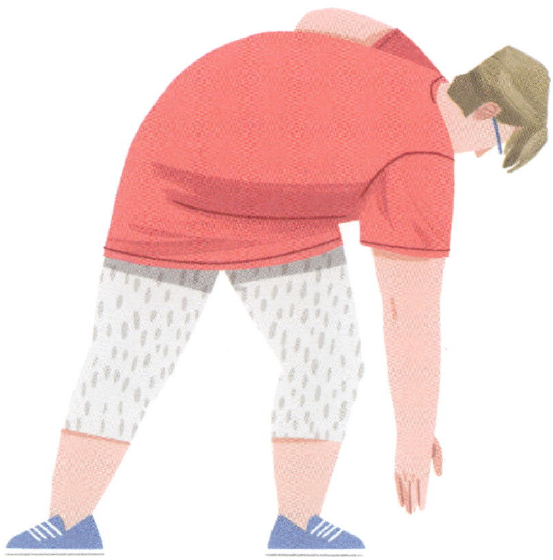

2

Seitstütz mit Armheben

Trainierte Muskelgruppen: Schräge Bauchmuskeln

Wie der Unterarmstütz auf Knien (Seite 64) ist auch diese Übung enorm effektiv, ohne dass Sie sich großartig bewegen müssen. In Kombination mit dem Unterarmstütz auf Knien hilft diese Übung dabei, Ihren Bauch zu straffen, Ihre Taille zu definieren und Ihre gesamte Körpermitte zu stärken.

1. Auf der Matte eine sitzende Position einnehmen, wobei das Gewicht auf der rechten Hüfte liegt und die Beine zur linken Seite angewinkelt sind. Den Oberkörper nun nach unten absenken und den rechten Ellbogen direkt unter der rechten Schulter positionieren, sodass der rechte Unterarm auf der Matte ruht und den Oberkörper stützt.
2. Das untere Knie gebeugt halten, das obere Bein durchstrecken und die rechte Hüfte von der Matte abheben, sodass der Oberkörper eine Linie mit der Hüfte bildet. Den linken Arm über den Kopf strecken. Die Körpermitte anspannen und diese Position einhalten, dabei gleichmäßig ein- und ausatmen und darauf achten, dass die rechte Hüfte nicht gesenkt wird.

Die Position möglichst 30 Sekunden lang halten und dann auf der anderen Seite wiederholen. Eine Durchführung pro Seite ist ausreichend.

Variante: Wenn Sie den Seitstütz mit Armheben 30 Sekunden lang korrekt halten können und eine größere Herausforderung suchen, gehen Sie zu einem klassischen Seitstütz (auch seitlicher Plank oder Side Plank genannt) über, bei dem das untere Bein gerade und nicht gebeugt ist.

HINWEIS

Um Ihre Schulter nicht unnötig zu belasten, sollten Sie darauf achten, dass sie sich direkt über dem aufgestützten Ellbogen befindet, und eine gerade Linie von den Schultern zu den Hüften bilden. Bei den ersten Ausführungen ist es hilfreich, diese Position vor einem Spiegel zu üben.

1

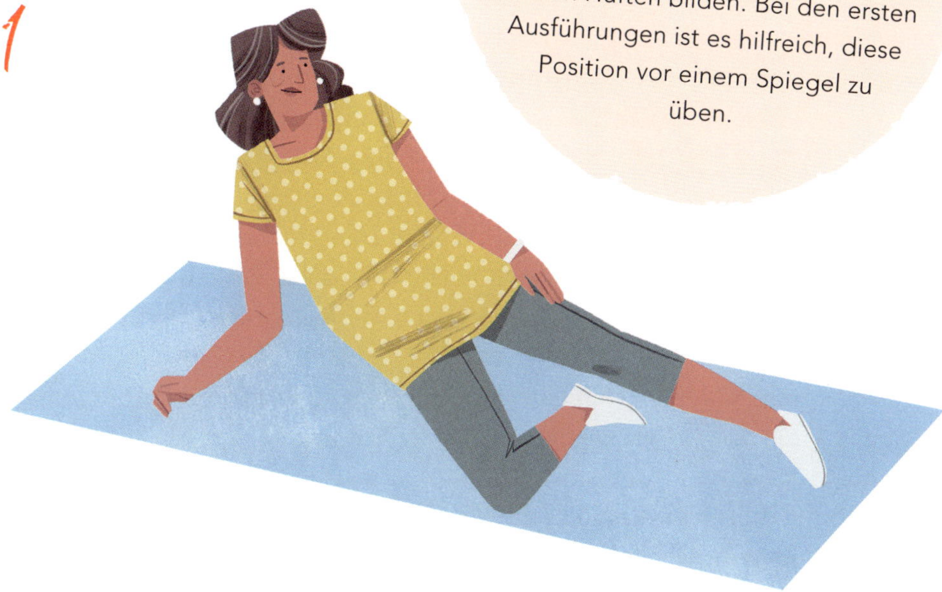

2

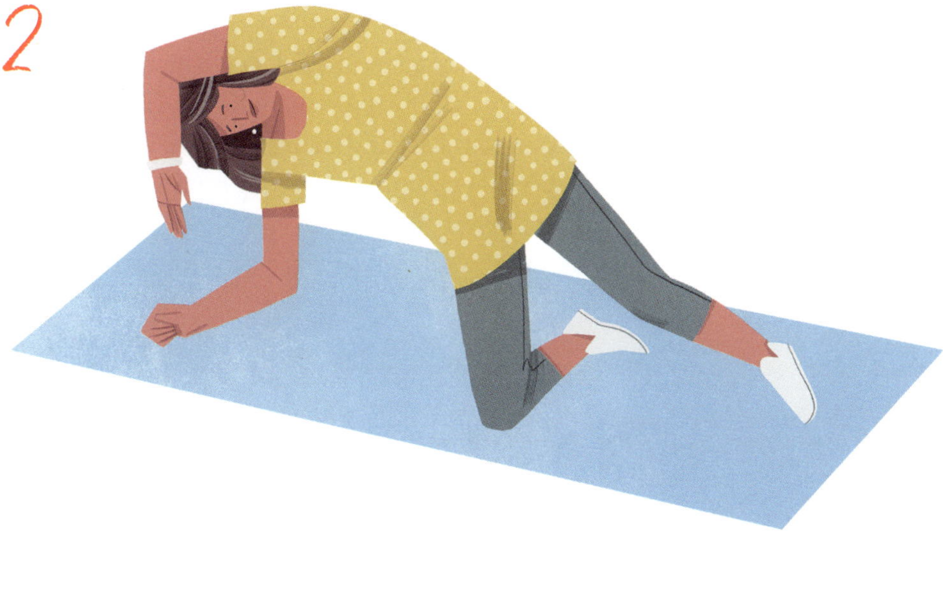

Unterarmstütz auf Knien

Trainierte Muskelgruppen: Gerade Bauchmuskeln, quer verlaufende Bauchmuskeln

Diese Übung beweist, dass man keine schweren Gewichte heben oder anstrengende Übungsabläufe ausführen muss, um eine starke Körpermitte zu erhalten. Es handelt sich um eine isometrische Übung, was bedeutet, dass keine Bewegung ausgeführt wird. Stattdessen halten Sie die eingenommene Position gegen den Widerstand der Schwerkraft. Dies ist ein großartiges Training für die Bauchmuskeln, aber auch für Arme, Schultern und den unteren Rücken.

1. Einen Vierfüßlerstand einnehmen und die Hände direkt unter den Schultern ablegen. Nun die Hände nach vorn schieben und die Ellbogen an die Stelle bewegen, wo die Handflächen waren, sodass die Unterarme flach auf der Matte liegen.
2. Nun langsam mit den Knien nach hinten gehen, um den Oberkörper in eine gerade Linie zu bringen, wobei der Bauch sich parallel zur Matte befinden sollte.
3. Die Wirbelsäule gerade halten, die Bauchmuskeln anspannen und diese Position einhalten, dabei gleichmäßig ein- und ausatmen. Die Position möglichst 30 Sekunden lang halten.

Variante: Wenn Sie es schaffen, den Unterarmstütz auf den Knien 30 Sekunden lang in der korrekten Position zu halten, und eine größere Herausforderung suchen, können Sie fortan den klassischen Unterarmstütz, der auch als Plank bekannt ist, durchführen. Hierbei sind die Knie vom Boden abgehoben, sodass Sie sich mit Unterarmen und Zehen abstützen.

HINWEIS

Halten Sie bei dieser Übung nicht den Atem an. Atmen Sie durch die Nase ein und durch den Mund aus.

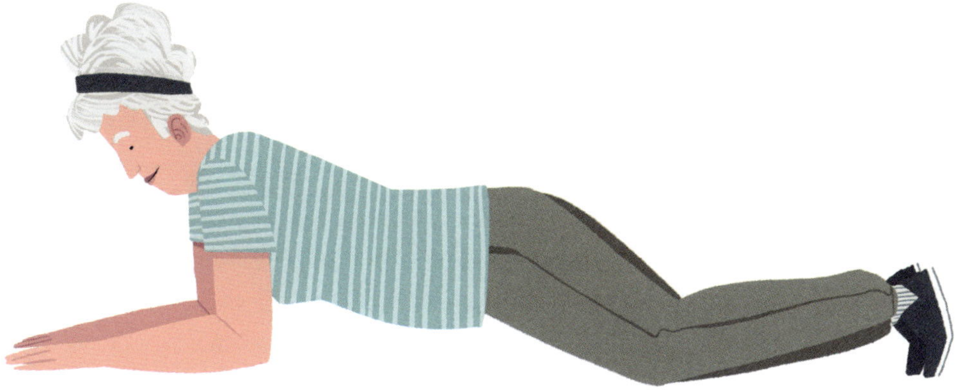

Einfaches Beinheben

Trainierte Muskelgruppen: Gerade Bauchmuskeln, schräge Bauchmuskeln

Obwohl Sie die Bewegung bei dieser Übung mit einem Bein ausführen, müssen Sie Ihre Körpermitte anspannen, um den Rest des Körpers zu stabilisieren. Dies führt zu einer gestärkten Körpermitte und unterstützt Sie bei alltäglichen Aktivitäten wie dem Tragen von Einkäufen.

1. Auf den Rücken legen und dabei das rechte Bein gestreckt halten und das linke Bein anwinkeln, sodass der linke Fuß flach auf dem Boden steht. Die Arme an die Seiten legen. Einatmen.
2. Während des Ausatmens die Körpermitte anspannen und das rechte Bein anheben, sodass es eine Linie mit dem linken Knie bildet. Diese Position 2 Sekunden lang halten und dann das rechte Bein kontrolliert absenken, dabei einatmen. Dies ist eine Wiederholung.

Es sollten 10 bis 12 Wiederholungen durchgeführt und die Übung dann auf der anderen Seite in der gleichen Anzahl wiederholt werden.

Variante: Um die Intensität der Übung zu erhöhen, die Arme vor der Brust verschränken und dabei darauf achten, dass der Abstand zwischen Kinn und Brust ungefähr so groß ist, dass eine Orange dazwischen passt.

HINWEIS

Um den unteren Rücken nicht zu belasten, sollten Sie darauf achten, den Rücken nicht durchzubiegen. Legen Sie ihn so flach wie möglich auf die Matte, sodass möglichst kein Platz zwischen Rücken und Matte ist. Wenn Ihnen das schwerfällt, können Sie Ihre Hände unter den Po legen, um Ihre Haltung zu verbessern.

1

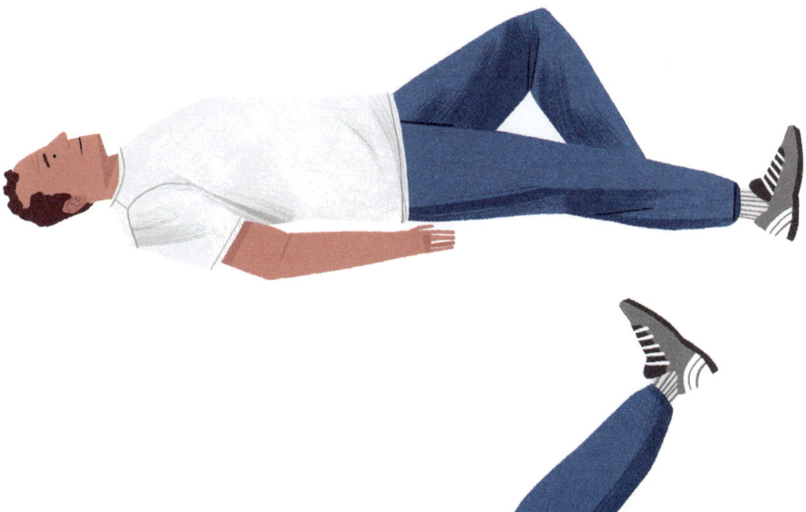

2

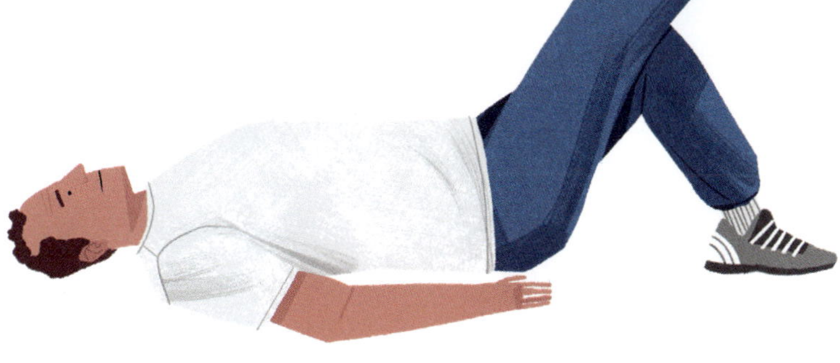

Einbeinige Bauchpresse

Trainierte Muskelgruppen: Gerade Bauchmuskeln, quer verlaufende Bauchmuskeln

Bei herkömmlichen Bauchpressen besteht nicht nur ein erhöhtes Verletzungsrisiko, sondern auch die Gefahr, dass man sie zu schnell durchführt, ohne die Rumpfmuskulatur effektiv zu beanspruchen. Wenn man allerdings ein Bein in die Bewegung mit einbezieht, wird die gesamte Körpermitte beansprucht, was sonst bei dieser Übung nicht der Fall ist.

1. Eine liegende Position auf dem Rücken einnehmen, wobei das rechte Bein gestreckt und das linke Bein angewinkelt ist, sodass der linke Fuß flach auf dem Boden steht. Die Hände hinter den Kopf legen und einatmen.
2. Während des Ausatmens das rechte Knie anziehen und Kopf und Schulter von der Matte in Richtung der Körpermitte heben. Darauf achten, das Kinn nicht zur Brust zu ziehen. Man kann sich dies so vorstellen, dass man eine Orange zwischen Kinn und Brust hält – so viel Platz sollte zwischen Kinn und Brust beibehalten werden. Das rechte Bein wieder auf den Boden absenken und dabei einatmen.

Dies ist eine Wiederholung. Es sollten 10 bis 12 Wiederholungen durchgeführt und dann auf der anderen Seite wiederholt werden.

Variante: Um den Schwierigkeitsgrad zu erhöhen, strecken Sie die Arme gerade über den Kopf und halten Sie sie in dieser Position, während Sie sich hochdrücken. Vermeiden Sie es, die Arme nach vorn zu strecken, weil damit der Schwung genutzt würde. Halten Sie die Arme stattdessen an den Ohren, damit sie wie ein Stabilisator wirken und zusätzlichen Widerstand leisten.

HINWEIS

Sie müssen bei dieser Übung den Oberkörper nicht besonders weit nach oben bringen. Selbst eine minimale Bauchpresse, bei der die Bauchmuskeln richtig beansprucht werden, führt zu spürbaren Ergebnissen. Am wichtigsten ist hierbei die richtige Ausführung.

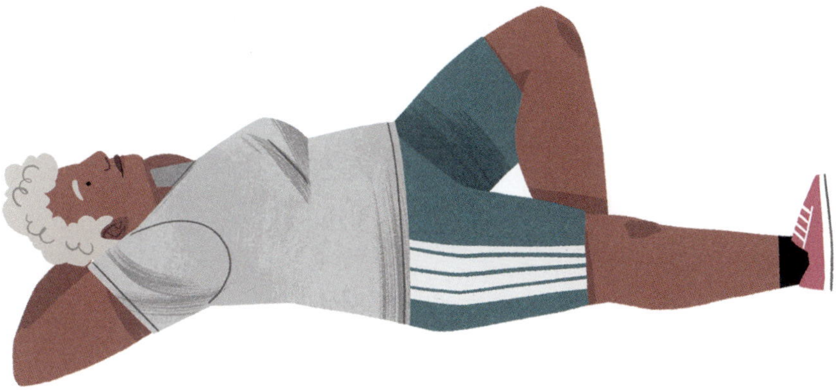

1

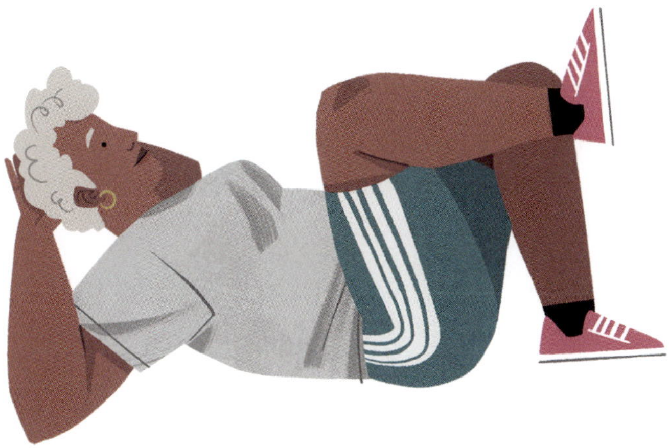

2

Katze-Kuh

Trainierte Muskelgruppen: Gerade Bauchmuskeln, quer verlaufende Bauchmuskeln, transversospinales System, Rückenstrecker

Diese scheinbar einfache Übung kann erheblich dazu beitragen, Schmerzen im unteren Rückenbereich sowie Ischiasbeschwerden zu lindern. Sie stärkt und dehnt den Nacken, die Schultern, die Wirbelsäule und die Hüften und massiert gleichzeitig sanft die inneren Organe des Bauchs, was sich zum einen sehr angenehm anfühlt und zum anderen gut für die Verdauung ist.

1. Einen Vierfüßlerstand einnehmen. Die Handflächen sind direkt unter den Schultern, die Knie direkt unter den Hüften. Die Wirbelsäule ist gerade. Den Blick nach unten auf die Matte richten. Beim Einatmen den Bauch in Richtung der Matte absenken und das Kinn heben, sodass der Blick nach oben zur Decke gerichtet wird. Die Schultern von den Ohren nach hinten wegziehen und den Bauch dehnen. Das ist die »Kuh«.
2. Beim Ausatmen den Bauch zur Wirbelsäule ziehen und den Rücken nach oben in Richtung Decke runden. Dabei den Nacken entspannen und den Kopf nach vorn fallen lassen, das Kinn aber nicht auf die Brust zwingen. Das ist die »Katze«.

Langsam zwischen Kuh und Katze hin und her bewegen, etwa 5- bis 10-mal, und dabei die Atmung beachten.

Variante: Wenn Ihre Kniescheiben schmerzen, legen Sie zwei Matten oder eine gefaltete Decke unter Ihre Knie. Falls Ihre Handgelenke schmerzen, können Sie Ihre Unterarme anstelle der Handflächen auf die Matte legen.

HINWEIS

Die Bewegung zwischen Katze-Kuh sollte sanft sein wie eine Welle. Wechseln Sie bitte nicht ruckartig zwischen den beiden Haltungen. Versuchen Sie während der Übung nicht die Handgelenke zu belasten, sondern stellen Sie sich vor, Ihr Gewicht auf alle zehn Finger zu verteilen.

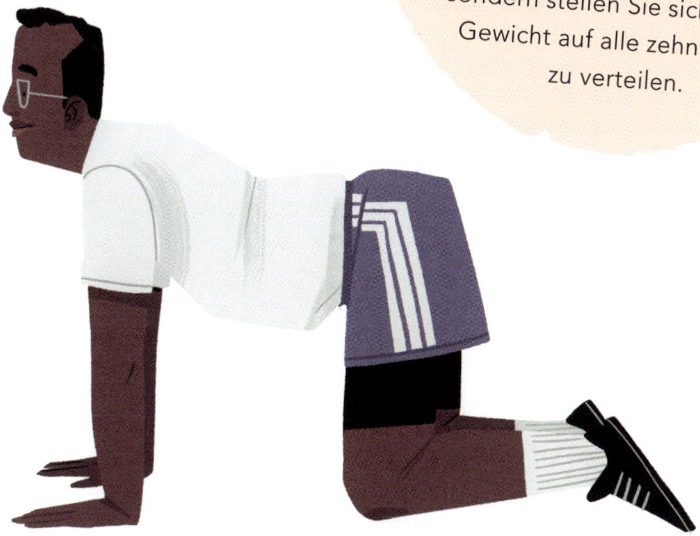

1

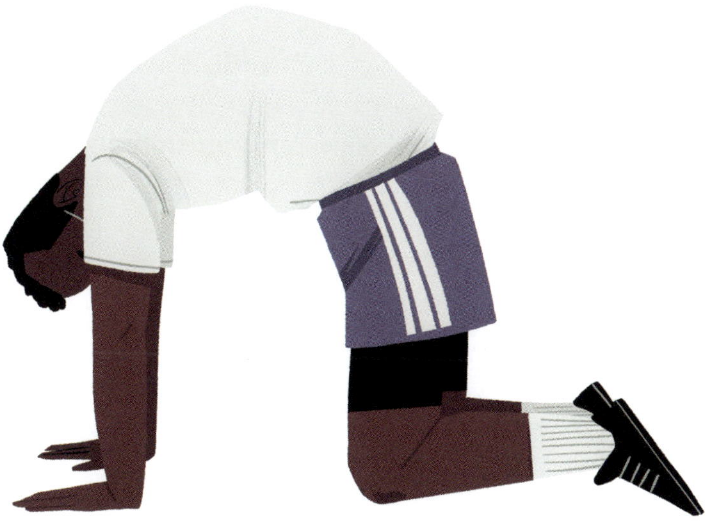

2

Schwimmen

Trainierte Muskelgruppen: Gerade Bauchmuskeln, quer verlaufende Bauchmuskeln, schräge Bauchmuskeln, Rückenstrecker

Ihre Körpermitte umfasst mehr als nur Ihre Bauchmuskeln. Und diese Übung eignet sich hervorragend, um die Muskeln zu trainieren, die Ihre gesamte Körpermitte – einschließlich der Seiten und des Rückens – umschließen. Sie sind für eine korrekte Körperhaltung unerlässlich und verhindern die gefürchtete krumme Rückenhaltung im Alter.

1. In Bauchlage auf die Matte legen und die Arme vor dem Kopf ausstrecken. Einatmen.
2. Beim Ausatmen den rechten Arm und das linke Bein ein paar Zentimeter vom Boden abheben, dabei die Bauchmuskeln anspannen, um den Körper zu stabilisieren. Diese Position 3 Sekunden lang halten und beim Einatmen lösen. Nun die Seite wechseln und den linken Arm und das rechte Bein vom Boden abheben. Diese Position 3 Sekunden lang halten.

Dies ist eine Wiederholung. Es sollte möglichst ein Satz mit 10 bis 15 Wiederholungen durchgeführt werden.

Variante: Um die Intensität zu erhöhen, können Sie das Tempo beschleunigen und mit Armen und Beinen eine »schwimmende« Bewegung machen, anstatt sie in der Position zu halten. Denken Sie daran, während der gesamten Übung gleichmäßig zu atmen.

HINWEIS

Versuchen Sie, Ihre Arme und Beine beim Anheben nicht zu beugen.

1

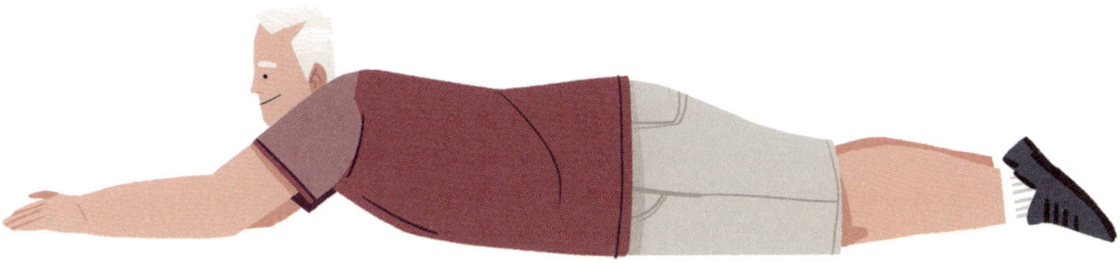

2

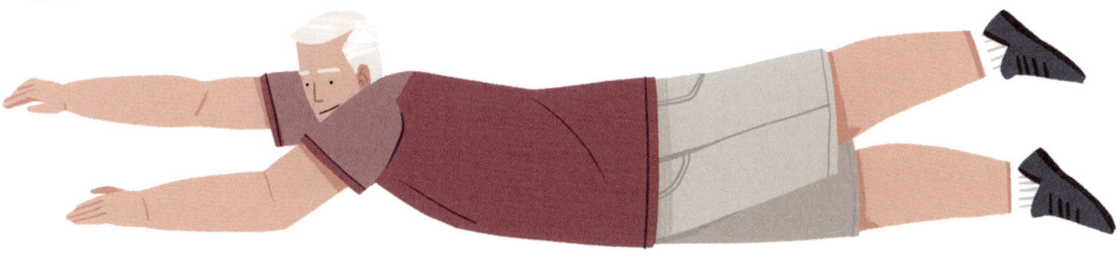

Arm-Bein-Heben

Trainierte Muskelgruppen: Rückenstrecker, gerade Bauchmuskeln, schräge Bauchmuskeln

Diese Übung trainiert die Muskeln, die benötigt werden, um die Wirbelsäule zu strecken, zu beugen und zu drehen, was entscheidend für eine flexible Bewegungsfähigkeit ist. Das Arm-Bein-Heben, manchmal auch als Bird-Dog bezeichnet, ist außerdem eine großartige Übung, wenn Sie sich von einer Rückenverletzung erholen, da sie Druck auf den unteren Rücken vermeidet.

1. Einen Vierfüßlerstand mit den Handflächen unter den Schultern und den Knien direkt unter den Hüften einnehmen. Der Blick ist nach unten auf die Matte gerichtet. Beim Einatmen den rechten Arm gerade nach vorn und das linke Bein gerade nach hinten strecken. Ziel ist es, eine gerade Linie von den rechten Fingerspitzen über die Wirbelsäule bis zu den linken Zehen zu bilden.
2. Beim Ausatmen die Körpermitte anspannen, den Rücken runden und das gestreckte Bein und den gestreckten Arm zusammenführen, sodass diese sich in der Mitte treffen.

Die Ausführung auf einer Seite ist eine Wiederholung. Ideal sind 10 bis 12 Wiederholungen auf der einen und anschließend die gleiche Menge auf der anderen Seite.

Variante: Wenn Sie Schwierigkeiten haben, das Gleichgewicht zu halten, versuchen Sie, den Arm und das Bein lediglich ein paar Zentimeter von der Matte zu heben und 2 bis 3 Sekunden lang zu halten. Erst wenn Sie Ihr Gleichgewicht verbessert haben, führen Sie den Rest der Übung aus.

HINWEIS

Halten Sie Ihre Hüften im rechten Winkel zum Boden und drehen Sie sie weder zur Seite noch nach innen. Vermeiden Sie es außerdem, den Nacken zu beugen und halten Sie den Blick während der gesamten Übung nach unten auf die Matte gerichtet.

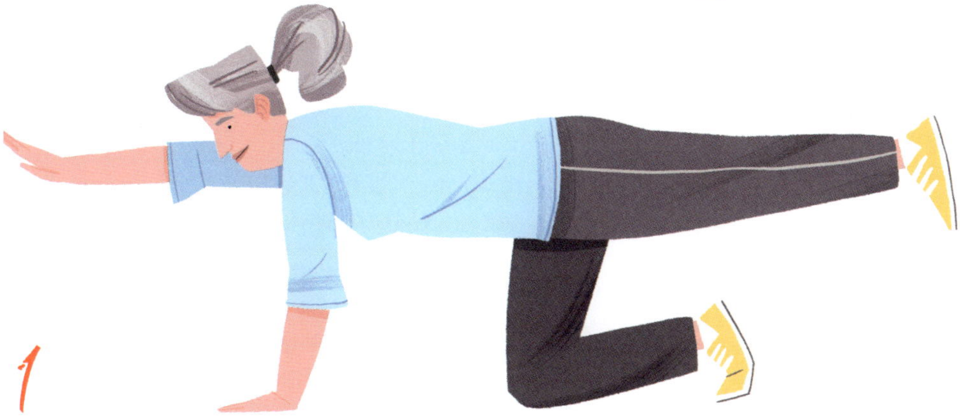

1

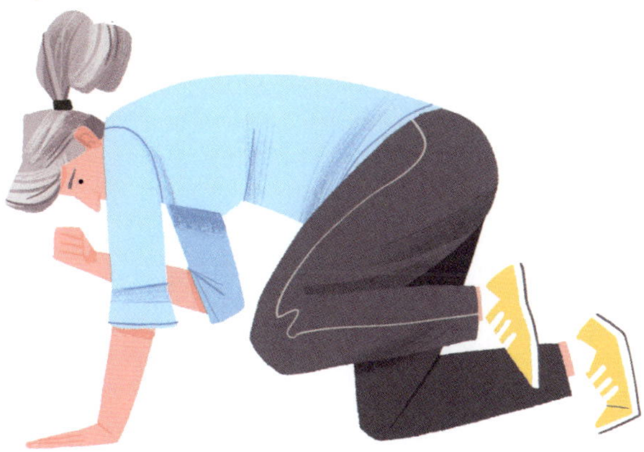

2

Seitliche Rumpfdrehung

Trainierte Muskelgruppen: Quer verlaufende Bauchmuskeln, gerade Bauchmuskeln, schräge Bauchmuskeln

Genau wie beim Arm-Bein-Heben (Seite 74) werden bei dieser Übung die Muskeln angesprochen, welche die gesamte Körpermitte umspannen. Wenn diese Muskeln stabil sind, wirken sie wie ein natürlicher Körpergürtel, der Sie stützt und es Ihnen ermöglicht, aufrecht zu stehen und sich frei zu bewegen.

1. Eine sitzende Position auf der Matte einnehmen, mit gerader Wirbelsäule. Die Beine vor dem Körper anwinkeln, die Füße stehen flach auf der Matte. Nun die Hände nach vorn strecken und die Arme etwa schulterbreit auseinanderhalten. Einatmen.
2. Beim Ausatmen den Oberkörper nach rechts drehen und den rechten Arm ausstrecken, sodass er die Matte hinter dem Oberkörper berührt. Die Rumpfmuskeln anspannen und beim Einatmen in die Ausgangsposition zurückkehren.

Die Drehung auf der linken Seite wiederholen. Die Ausführung zu beiden Seiten ist eine Wiederholung. Ideal sind 10 bis 15 Wiederholungen.

Variante: Für eine verringerte Intensität kann der Armschwung weggelassen werden. Stattdessen kann die Drehung mit vor dem Körper verschränkten Händen durchgeführt werden, alternativ können die Hände seitlich neben den Hüften auf der Matte liegen.

HINWEIS

Machen Sie sich keine Sorgen, wenn Sie anfangs nicht allzu weit hinter sich greifen können. Gehen Sie so weit, wie es für Sie angenehm ist. Ihr Bewegungsspielraum wird sich mit zunehmender Praxis verbessern. Achten Sie außerdem darauf, die Wirbelsäule gerade zu halten und lassen Sie die Schultern nicht nach vorn hängen.

1

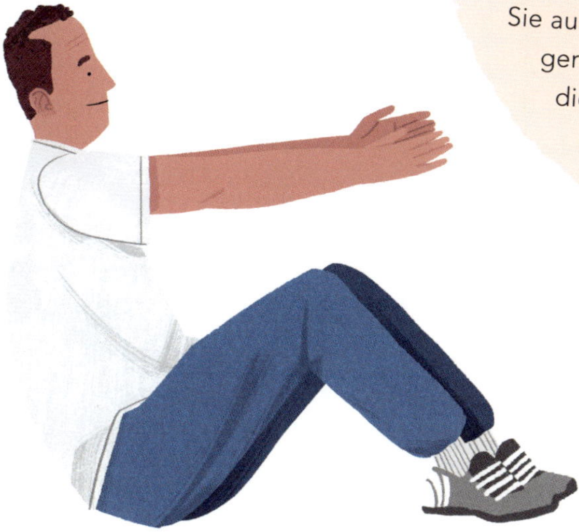

2

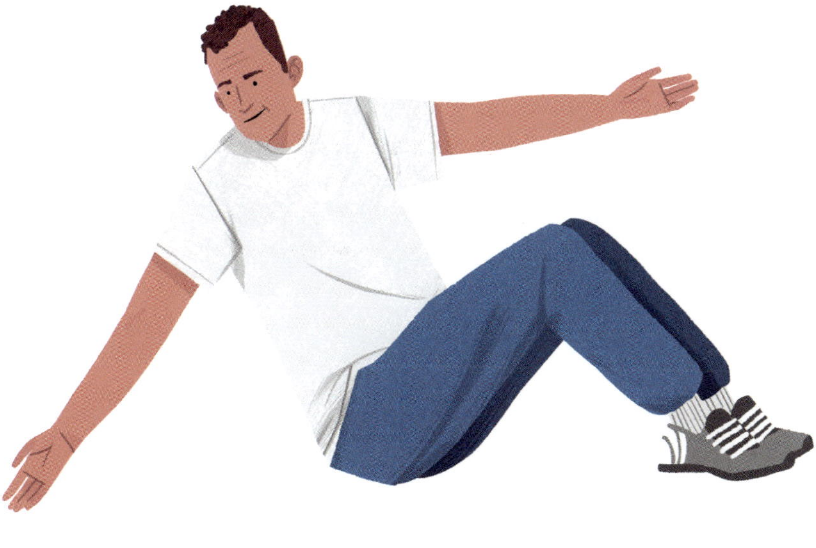

Bauchpresse mit Hebel

Trainierte Muskelgruppen: Gerade Bauchmuskeln, quer verlaufende Bauchmuskeln, schräge Bauchmuskeln

Manche Menschen vermeiden es, Übungen auf der Matte zu absolvieren, weil sie sich nicht sicher sind, ob sie wieder aufstehen können. Doch auch wenn man hinfällt, sollte man in der Lage sein, wieder vom Boden hochzukommen. Diese Übung stärkt die Muskeln, die Ihnen dabei helfen, sich aus dem Liegen wieder aufzurichten. Das ist nicht nur im Fall eines Sturzes wichtig, sondern auch im Alltag, wenn Sie aus dem Bett aufstehen.

1. Auf der Matte flach auf den Rücken legen, die Beine angewinkelt vor dem Körper, die Füße flach auf der Matte. Den rechten Arm gerade über den Kopf strecken und den linken Arm an der Seite liegen lassen. Einatmen.
2. Beim Ausatmen die Körpermitte anspannen und die rechte Schulter von der Matte abheben. Den rechten Arm wie einen Hebel nach oben in Richtung der linken Hüfte bewegen. Bei der Rückkehr in die Ausgangsposition einatmen.

Diese Ausführung ist eine Wiederholung. Es sollten 10 bis 12 Wiederholungen auf jeder Seite durchgeführt werden.

Variante: Anstatt in die Ausgangsposition zurückzukehren, legen Sie den Arm quer über den Körper und bewegen ihn in einem gleichmäßigen Rhythmus wie bei einem Pulsschlag zur Seite (8 Wiederholungen). Dies auf der anderen Körperseite wiederholen.

HINWEIS

Lassen Sie Ihre Bauchmuskeln arbeiten und nicht Ihren Arm. Beugen Sie den Nacken nicht und achten Sie darauf, dass zwischen Ihrem Kinn und Ihrer Brust ausreichend Platz bleibt (etwa in der Größe einer Orange).

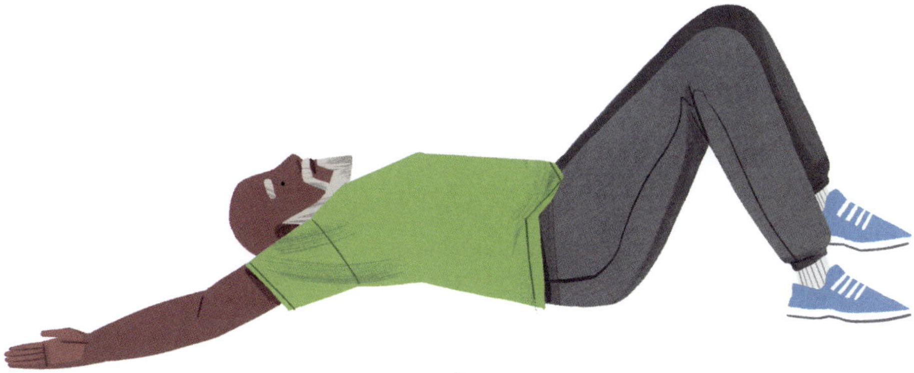

1

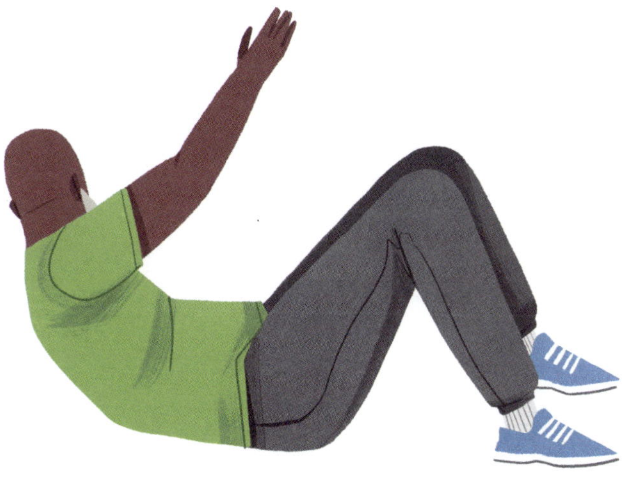

2

Brücke

Trainierte Muskelgruppen: Gerade Bauchmuskeln, quer verlaufende Bauchmuskeln, Rückenstrecker

Diese Übung eignet sich hervorragend, um die Muskeln zu lockern, die beim Sitzen angespannt werden und sich zusammenziehen. Sie verbessert nicht nur den Bewegungsumfang Ihrer Hüften, sondern trägt auch zur Linderung von Schmerzen in der Hüfte und im unteren Rücken bei.

1. Auf der Matte flach auf den Rücken legen, die Beine anwinkeln und die Füße etwa hüftbreit auseinander auf die Matte stellen. Die Arme an die Seiten legen. Einatmen.
2. Nun die Fersen in die Matte drücken und mit der Kraft der Rumpf- und Gesäßmuskeln beim Ausatmen das Becken in Richtung Decke heben. Ziel ist es, eine gerade Linie von den Schultern zu den Knien zu bilden. Diese Position 3 bis 5 Sekunden lang halten und beim Zurückgehen in die Ausgangsposition einatmen.

Diese Ausführung ist eine Wiederholung. Es sollten 5 bis 10 Wiederholungen auf jeder Seite durchgeführt werden.

Variante: Wenn Sie die Brücke einige Sekunden lang bequem und in der richtigen Form halten können, können Sie als zusätzliche Herausforderung versuchen, ein Bein von der Matte zu heben und es vor sich auszustrecken.

HINWEIS

Es kann eine Weile dauern, bis Sie Ihr Becken mehr als ein paar Zentimeter von der Matte abheben können. Bis dahin können Sie eine einfache Beckenkippung üben, bei der Sie die Hüften auf dem Boden lassen und Ihre Körpermitte anspannen, während Sie Ihr Becken zur Decke ausrichten.

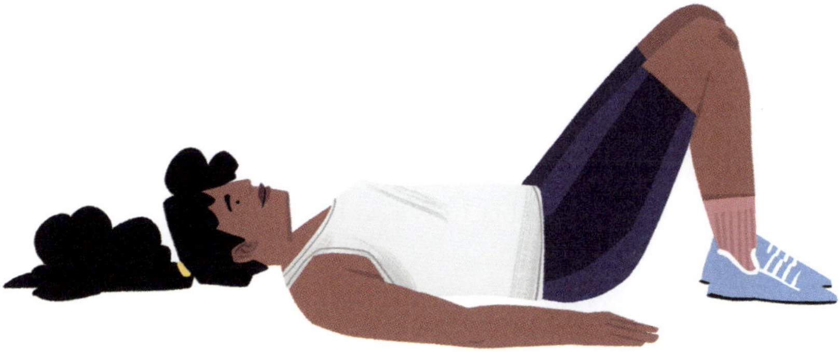

1

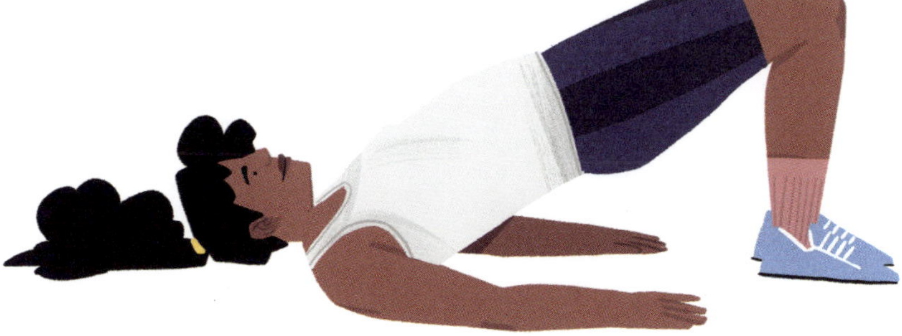

2

Rumpfbeuge mit Kurzhanteln

Trainierte Muskelgruppen: Rückenstrecker, schräge Bauchmuskeln

Diese Übung fördert die Kraft und Flexibilität des unteren Rückens und der seitlichen Bauchdecke, sodass Sie sich freier bewegen und beugen können und die Wirbelsäule gestützt wird. Sie formt zudem die Taille.

1. Einen aufrechten Stand einnehmen, die Füße etwas weiter als hüftbreit auseinander. Mit beiden Händen eine Kurzhantel halten und diese gerade über den Kopf heben. Einatmen.
2. Beim Ausatmen die Bauchmuskeln zur Wirbelsäule ziehen. Den Oberkörper nun langsam nach rechts beugen. Stellen Sie sich vor, dass Sie die Wirbelsäule verlängern.
3. Mit dem Einatmen in die aufrechte Position zurückkehren und die Übung auf der linken Seite wiederholen. Die beidseitige Ausführung ist eine Wiederholung. Ideal sind 10 bis 15 Wiederholungen.

Variante: Für eine geringere Intensität kann die Bewegung zunächst mit den Händen in den Hüften geübt werden, bevor man mit einer Hantel arbeitet.

HINWEIS

Das Becken sollte seine Position beibehalten und sich beim Beugen nicht von einer Seite zur anderen bewegen.

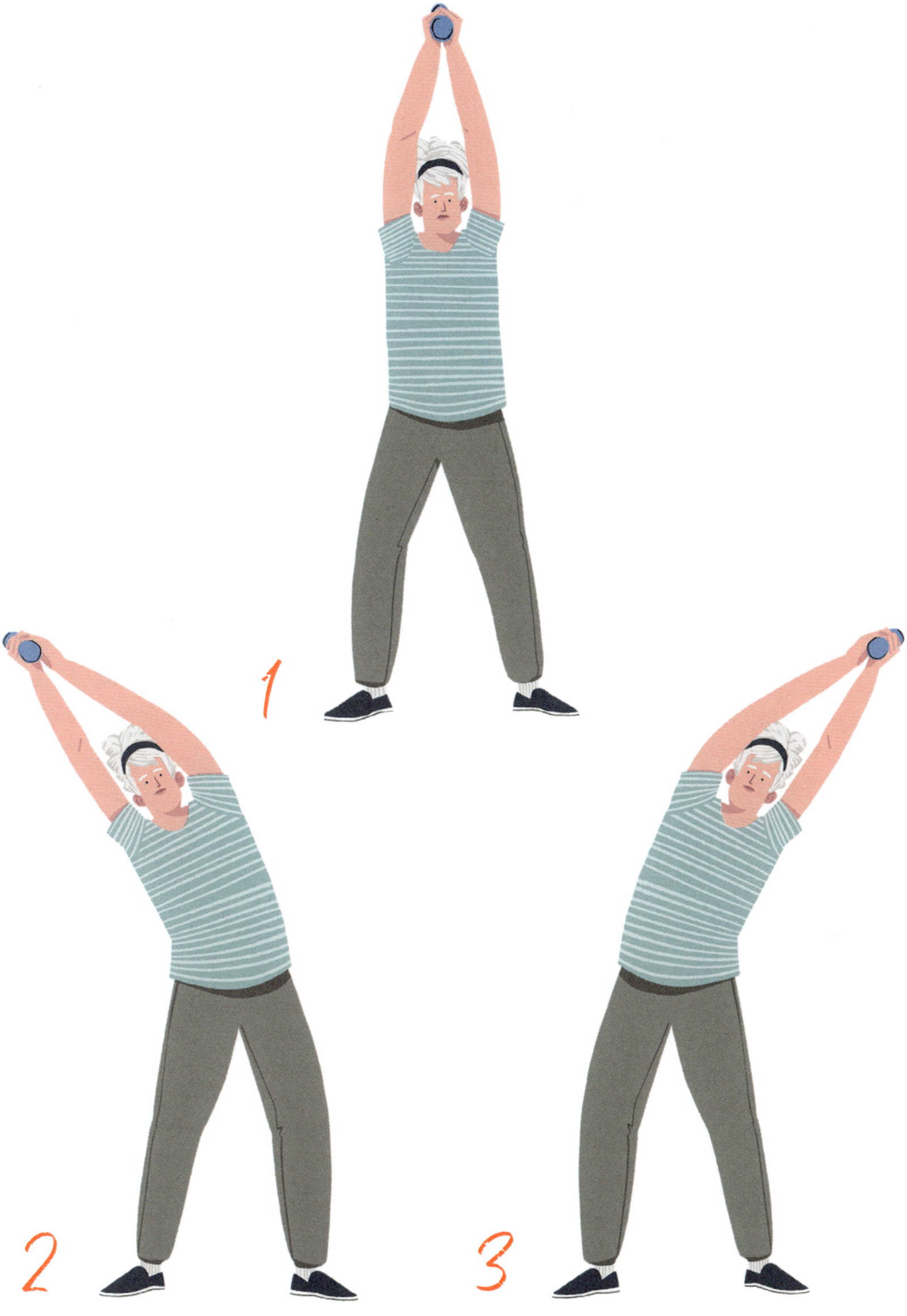
1
2
3

Ausfallschritt mit Drehung

Trainierte Muskelgruppen: Gerade Bauchmuskeln, quer verlaufende Bauchmuskeln, innere schräge Bauchmuskeln

Es kommt selten vor, dass man bei einer Bewegung nur eine Muskelgruppe beansprucht. Üblicherweise arbeiten bei einem optimalen Bewegungsablauf immer mehrere Muskelgruppen aus verschiedenen Teilen des Körpers zusammen. Ein Beispiel hierfür ist das Aussteigen aus einem Auto, bei dem Sie sich zunächst zur Tür herumdrehen und sich dann erheben, um aufzustehen. Deshalb ist es sinnvoll, Übungen durchzuführen, die mehrere Hauptmuskelgruppen ansprechen, was bei dieser Übung der Fall ist, bei der eine seitliche Drehung mit einem Ausfallschritt kombiniert wird.

1. Einen aufrechten, hüftbreiten Stand einnehmen, die Gewichte auf Hüfthöhe halten und die Arme im 90-Grad-Winkel beugen. Die Handflächen zeigen nach oben. Einatmen.
2. Während des Ausatmens mit dem rechten Bein einen Ausfallschritt nach vorn machen und gleichzeitig den Oberkörper nach rechts drehen. Der Blick folgt der Richtung der Drehung. Beim Zurückkehren in die Ausgangsposition einatmen.

Die Ausführung auf einer Seite ist eine Wiederholung. Es sollten 8 bis 10 Wiederholungen auf jeder Seite durchgeführt werden.

Variante: Für eine geringere Intensität kann die Bewegung verlangsamt und in zwei Teile aufgeteilt werden: Anstatt eine einzige Bewegung auszuführen, wird zuerst der Ausfallschritt und dann die Drehung durchgeführt.

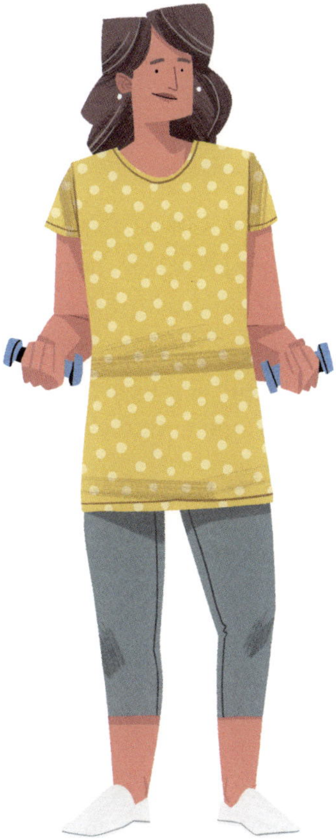

1

HINWEIS

Diese Übung trainiert nicht nur Kraft, sondern erfordert auch ein gutes Gleichgewicht, also gehen Sie es langsam an, während Sie diese Bewegung erlernen.

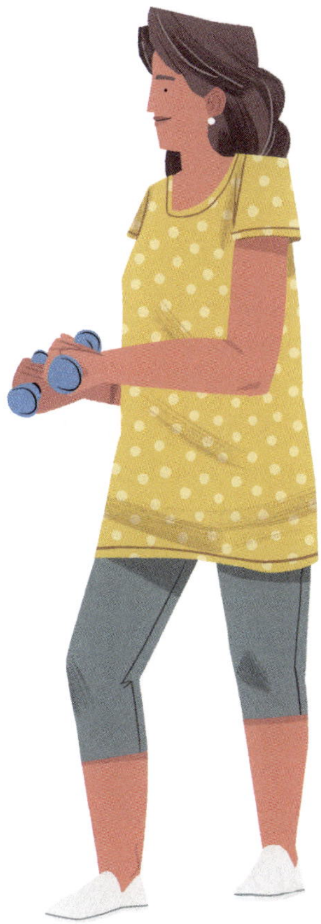

2

Kniebeuge mit Drehung

Trainierte Muskelgruppen: Gerade Bauchmuskeln, quer verlaufende Bauchmuskeln

Die Einbeziehung von Kniebeugen in das Training eignet sich hervorragend dazu, den Kalorienverbrauch zu steigern, weil dabei eine der größten Muskelgruppen des Körpers beansprucht wird. In Kombination mit der Stärkung der Körpermitte helfen Ihnen Kniebeugen dabei, stabil auf den Beinen zu bleiben und Ihre Fähigkeit zu verbessern, sich zu bücken, Dinge aufzuheben und sich aus einer sitzenden Position zu erheben.

1. Eine stehende Position einnehmen, die Füße etwas weiter als hüftbreit auseinander. In den Händen Gewichte halten, die auf den Schultern ruhen. Einatmen.
2. Beim Ausatmen die Knie beugen und das Gesäß nach hinten bewegen wie beim Setzen auf einen Stuhl. Dabei nicht nach vorn beugen und die Brust aufrecht halten.
3. Während des Einatmens das Gewicht auf die Fersen verlagern, um wieder in den Stand zu kommen, und den Oberkörper nach rechts drehen. In die Ausgangsposition zurückkehren und die Bewegung dann wiederholen, jedoch beim letzten Schritt nach links drehen.

Die Ausführung zu beiden Seiten ist eine Wiederholung. Eine allmähliche Steigerung auf 20 Wiederholungen ist ideal.

Variante: Sie müssen für diese Übung nicht besonders tief in die Kniebeuge gehen, um sie effektiv auszuführen. Um die Intensität zu verringern, gehen Sie weniger tief in die Hocke oder führen Sie die Übung ohne Gewichte aus.

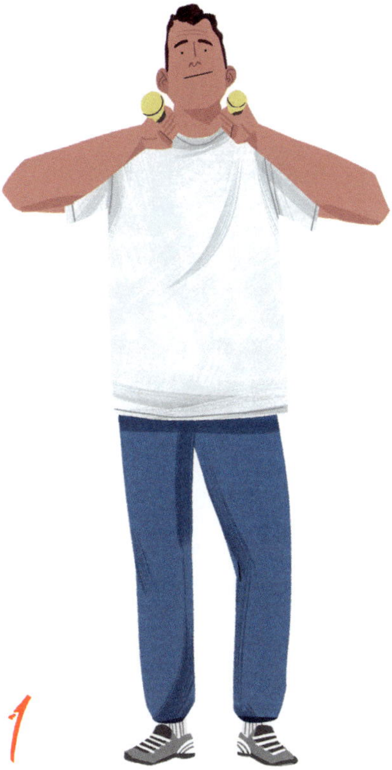

1

HINWEIS

Die richtige Ausführung der Kniebeuge ist entscheidend. Häufige Fehler bei Kniebeugen sind beispielsweise das Abheben der Fersen vom Boden oder das Vorschieben der Schultern – dies sollten Sie vermeiden. Achten Sie darauf, Ihre Hüften nach hinten zu schieben; das können Sie überprüfen, indem Sie sich vergewissern, dass Sie Ihre Füße sehen können.

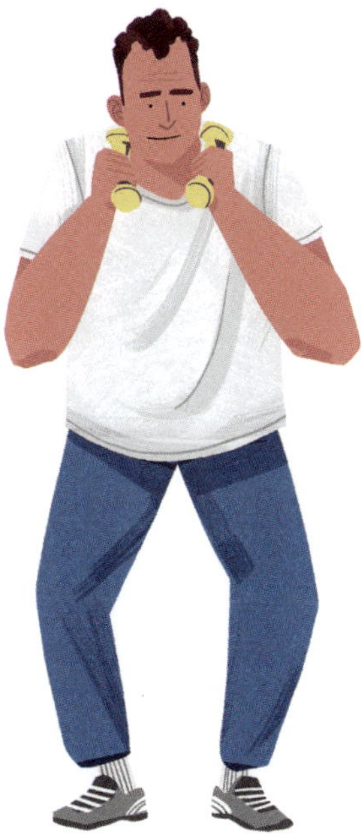

2

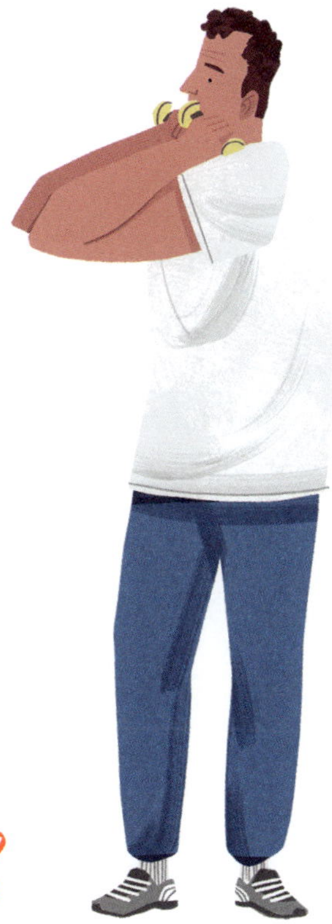

3

Beugung nach hinten

Trainierte Muskelgruppen: Gerade Bauchmuskeln, quer verlaufende Bauchmuskeln, schräge Bauchmuskeln

Diese Übung ist sehr gut dazu geeignet, den sogenannten Bauchspeck zu bekämpfen, der gern über den Hosenbund quillt. Sie trainiert dieselben Muskeln, die beansprucht werden, wenn man den Bauch einzieht, und wirken wie ein altmodisches Korsett.

1. In einer stehenden Position in jede Hand eine Kurzhantel nehmen. Die Brust heben und die Schultern nach hinten und unten drücken, sodass die Arme leicht hinter den Oberschenkeln hängen. Einatmen.
2. Beim Ausatmen zuerst nach rechts und dann nach links beugen, dabei auf beiden Seiten hinter das Knie greifen. Dies ist eine Wiederholung. Gleichmäßig von Seite zu Seite beugen und dabei auf eine rhythmische Atmung achten.

Die gleichmäßige Atmung ist wichtiger als das Ein- und Ausatmen. Ideal sind insgesamt 20 Wiederholungen.

Variante: Für eine größere Intensität kann das Gewicht der Hanteln erhöht werden. Alternativ können Sie mehrmals hintereinander Wiederholungen einer Seite durchführen und dann die Seite wechseln.

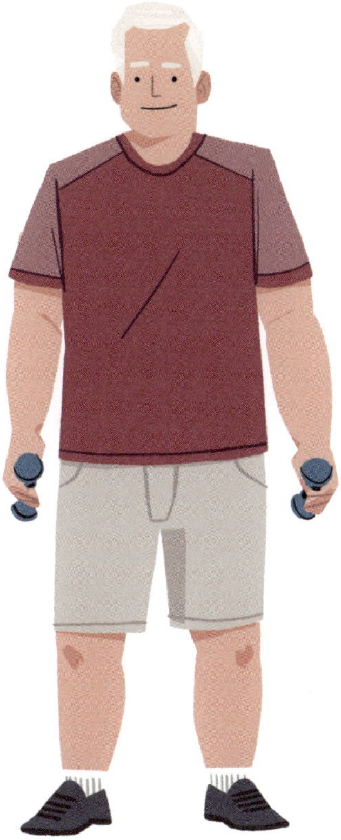

1

HINWEIS

Diese Übung unterscheidet sich von einer normalen seitlichen Beuge, weil Sie sich hier leicht nach hinten und nicht einfach zur Seite strecken. Achten Sie auf die richtige Atmung

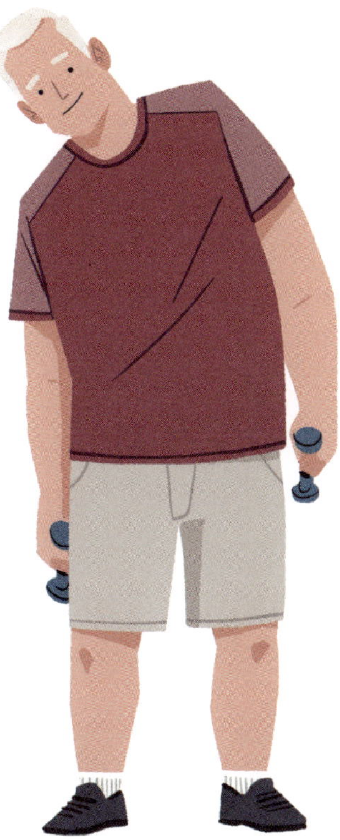

2

Diagonale Rumpfbeuge

Trainierte Muskelgruppen: Gerade Bauchmuskeln, quer verlaufende Bauchmuskeln, schräge Bauchmuskeln, großer Rückenmuskel

Diese Bewegung stärkt die Muskeln und fördert den Bewegungsspielraum, den Sie für eine Vielzahl von Aktivitäten benötigen. Diese Muskelgruppen werden beispielsweise beim Einräumen von Lebensmitteln, Aufhängen von Dekorationen für eine Feier und Zurückschneiden von Ästen im Garten aktiviert.

1. Einen aufrechten Stand einnehmen, dabei in jeder Hand eine Kurzhantel auf Brusthöhe halten, die Arme sind angewinkelt. Beim Einatmen die Arme nach oben rechts strecken und das Gewicht auf den rechten Fuß verlagern.
2. Während des Ausatmens die Körpermitte anspannen und die Hanteln vor der Körpermitte quer nach unten bringen, dabei leicht in die Hocke gehen und das Gewicht auf das linke Bein verlagern. Die Hanteln an die Außenseite des linken Schienbeins bringen.

Dies ist eine Wiederholung. Es sollten 8 bis 10 Wiederholungen durchgeführt und dann auf der anderen Seite wiederholt werden.

Variante: Für mehr Intensität erhöhen Sie das Gewicht der Hanteln oder führen zusätzliche Wiederholungen durch.

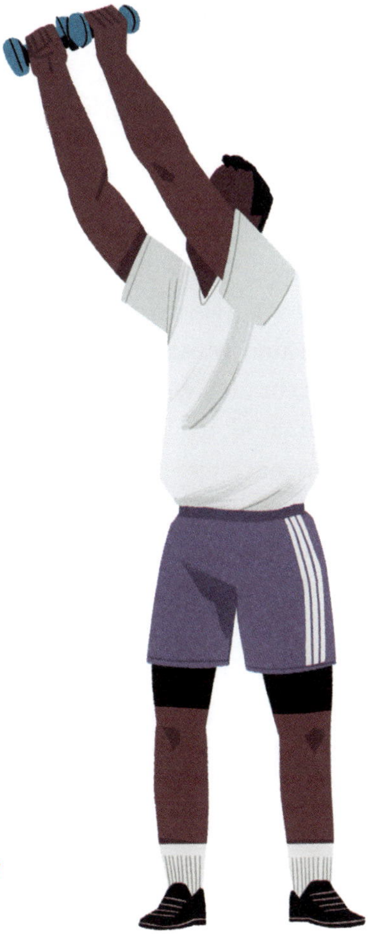

1

HINWEIS

Lassen Sie Ihren Blick während der Bewegung den Hanteln folgen. Setzen Sie Ihre Rumpfmuskulatur ein und nicht den Schwung, um die Bewegung einzuleiten.

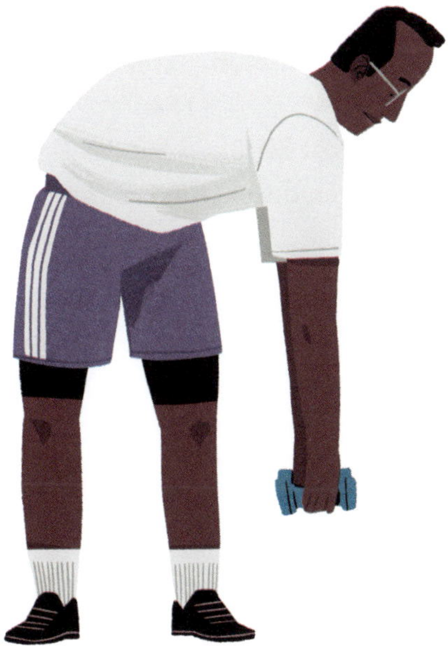

2

Boxschlag mit Tritt

Trainierte Muskelgruppen: Gerade Bauchmuskeln, quer verlaufende Bauchmuskeln, großer Rückenmuskel

Im Alltag denkt man die meiste Zeit nicht darüber nach, wie man sich bewegt. Stattdessen verlässt man sich darauf, dass Gehirn und Muskeln zusammenarbeiten, um das Gleichgewicht zu halten und aufrecht zu gehen. Diese Übung trainiert Ihr Gleichgewicht und Ihre Koordination und baut ein Muskelgedächtnis auf, das Ihnen hilft, sich sicher zu bewegen, auch wenn Sie nicht aktiv darüber nachdenken. Außerdem wird durch die Übung die Körperhaltung verbessert. Für diese Übung brauchen Sie nur ein leichtes Hantelgewicht. Ideal sind Kurzhanteln mit einem Gewicht von 0,5 bis 1,5 Kilogramm.

1. Eine stehende Position einnehmen, eine Kurzhantel in jeder Hand halten, der Bizeps ist gebeugt. Einatmen.
2. Beim Ausatmen kontrolliert den rechten Arm in einer Boxbewegung nach vorn stoßen und gleichzeitig das linke Bein nach vorn treten.
3. In die Ausgangsposition zurückkehren und dann den Boxschlag mit Tritt auf der anderen Seite durchführen. Dabei gleichmäßig atmen. Dies ist eine Wiederholung. Ziel ist es, 20 Wiederholungen zu schaffen.

Variante: Erhöhen Sie das Gewicht der Hanteln oder führen Sie mehr Wiederholungen durch, um die Intensität zu steigern.

HINWEIS

Versuchen Sie beim Boxschlag den Ellbogen leicht zu beugen, um eine Überstreckung zu vermeiden. Halten Sie Ihren Rumpf aufrecht und angespannt.

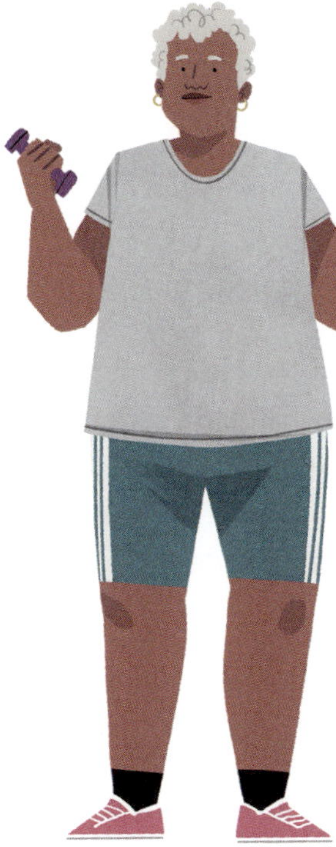

1

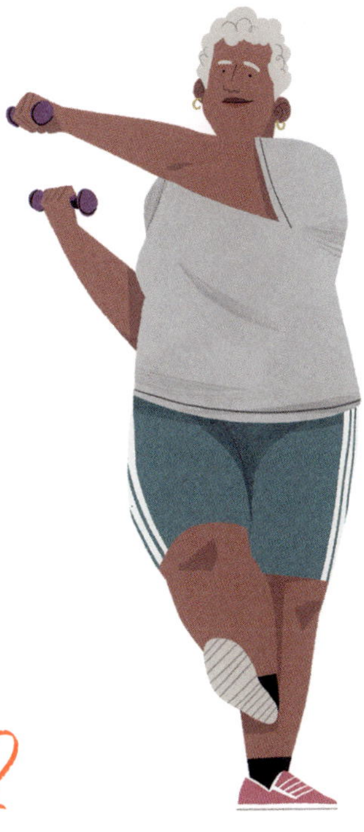

2

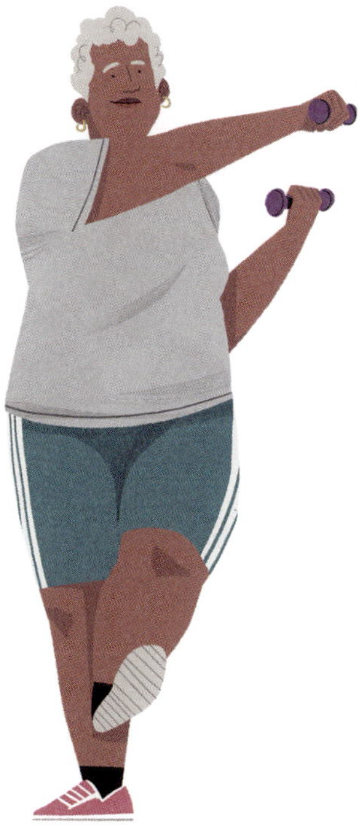

3

Drehung mit Beuge

Trainierte Muskelgruppen: Gerade Bauchmuskeln, quer verlaufende Bauchmuskeln, schräge Bauchmuskeln

Bei dieser Übung kombinieren Sie eine Kniebeuge mit einer Drehung – zwei großartige Bewegungen für den Aufbau von Kraft und die Straffung der trainierten Muskeln. Mit dieser Übung verbessern Sie Ihre Fähigkeit, bodennahe Arbeiten auszuführen, wie zum Beispiel Gartenarbeit, Unkrautzupfen oder das Aufheben von Gegenständen vom Boden.

1. In einer stehenden Position den Blick nach rechts richten, das Körpergewicht ruht auf dem rechten Fuß, die Knie sind leicht gebeugt. Eine Kurzhantel in jeder Hand halten, der Bizeps ist gebeugt. Einatmen.
2. Während des Ausatmens die Rumpfmuskulatur anspannen und in eine Kniebeuge vor der Körpermitte gehen, dabei den Oberkörper in der Taille nach unten absenken.
3. Einatmen und dabei nach links drehen und den Oberkörper aufrichten, um auf der gegenüberliegenden Seite in den Stand zu gehen. Dies ist eine Wiederholung. Ideal sind 10 bis 12 Wiederholungen.

Variante: Um die Intensität zu erhöhen, können Sie einen Aufwärtsstoß mit den Armen ausführen, während Sie Ihren Oberkörper aufrichten.

HINWEIS

Auch wenn Sie den Oberkörper senken, sollten Sie die Wirbelsäule während der Kniebeuge gerade halten und nicht die Schultern nach vorn hängen lassen.

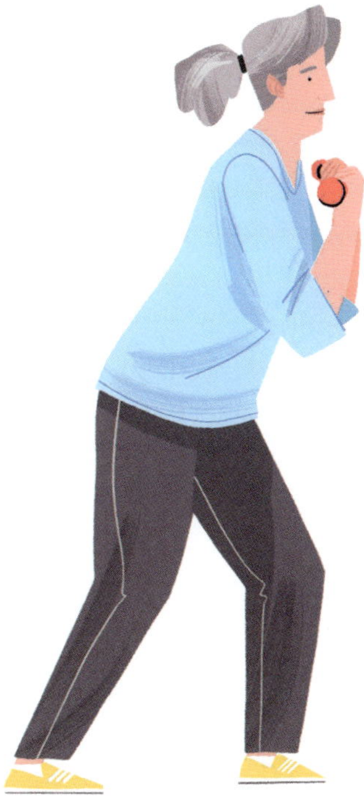

1

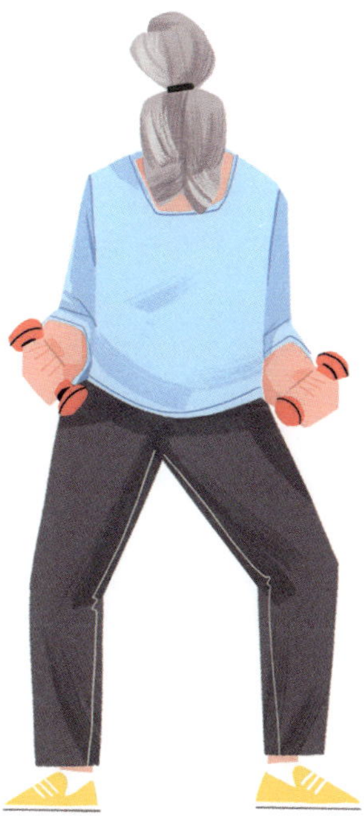

2

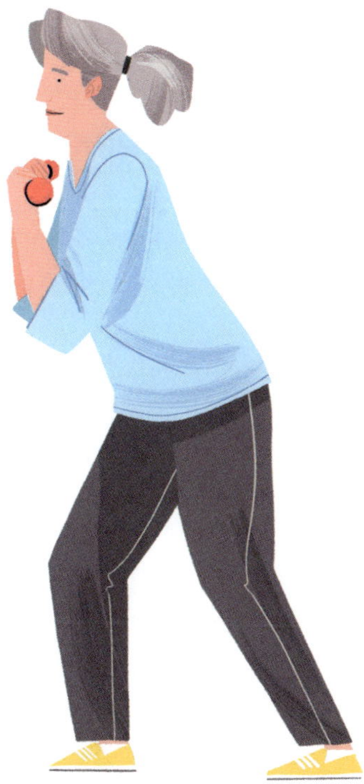

3

Bauchpresse mit Drehung

Trainierte Muskelgruppen: Gerade Bauchmuskeln, quer verlaufende Bauchmuskeln, schräge Bauchmuskeln

Diese Übung eignet sich hervorragend dazu, die Stabilität der Körpermitte zu verbessern, um zu verhindern, dass Sie bei seitlichen Bewegungen ins Schwanken kommen. Sie ist ideal, um die Muskelstärke zu trainieren, mit der Sie sich seitwärts rollen und aus dem Bett erheben können. Im Gegensatz zu den traditionellen Bauchpressen ist das Verletzungsrisiko für den Nacken bei dieser Übung außerdem viel geringer.

1. Eine sitzende Position auf der Matte einnehmen, die Beine vor dem Körper anwinkeln und die Füße auf die Matte stellen. Eine Kurzhantel in beide Hände nehmen und diese gerade über den Kopf heben. Dabei aufrecht hinsetzen und einatmen.
2. Mit dem Ausatmen nach hinten lehnen und den Oberkörper nach rechts drehen, sodass die Hanteln nach unten und zur rechten Hüfte geführt werden. Während des Einatmens wieder aufrichten. Nun die Übung auf der anderen Seite wiederholen.

Die Ausführung auf beiden Seiten ist eine Wiederholung. Es sollten 15 bis 20 Wiederholungen durchgeführt werden.

Variante: Strecken Sie Ihre Arme nicht nur bis zur Hüfte, sondern bis zum Boden hinter Ihrem Körper aus, um einen größeren Bewegungsradius zu erreichen.

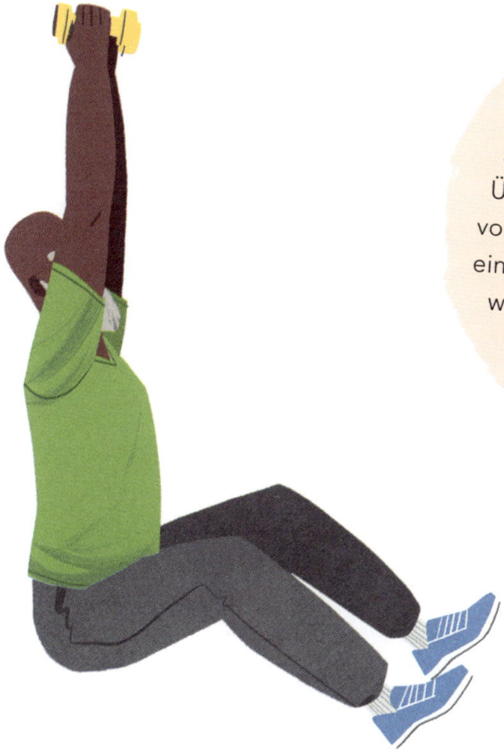

1

HINWEIS

Halten Sie die Wirbelsäule während der gesamten Übung gerade. Stellen Sie sich vor, dass Sie vom Scheitel aus an einer Schnur nach oben gezogen werden. Dies hilft Ihnen, Ihren Nacken und Ihre Wirbelsäule zu strecken.

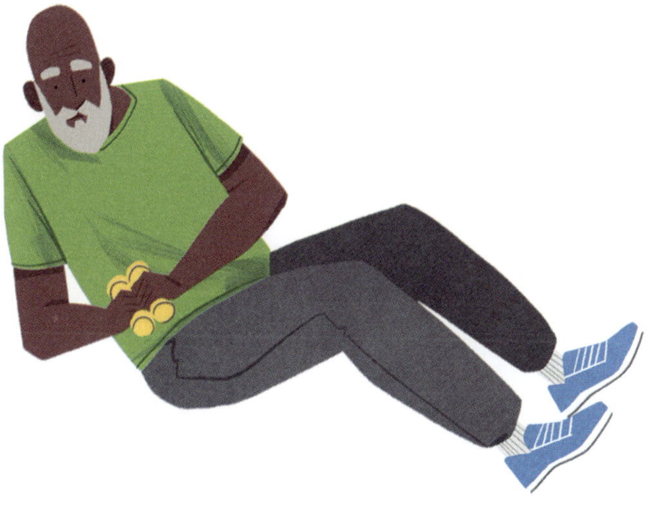

2

Bauchpresse mit Gewichten

Trainierte Muskelgruppen: Gerade Bauchmuskeln, quer verlaufende Bauchmuskeln

In diesem Buch kommt die Übung der klassischen Bauchpresse am nächsten. Die Bauchpresse mit Gewichten ist eine rundum gute, wenig belastende Übung für den Aufbau der Rumpfmuskulatur.

1. In der Rückenlage auf die Matte legen, die Beine anwinkeln und die Füße auf die Matte stellen. Mit einer Kurzhantel in jeder Hand die Arme wie ein X über der Brust kreuzen. Einatmen.
2. Beim Ausatmen die Körpermitte anspannen und das Kinn in Richtung Decke heben, sodass sich die Schultern von der Matte abheben. Dann die Schultern wieder senken und dabei einatmen.

Dies ist eine Wiederholung. Ideal sind 15 bis 20 Wiederholungen.

Variante: Um die Intensität zu erhöhen, können Sie die Bauchpresse in der erhöhten Position 1 bis 2 Sekunden lang halten oder mit schwereren Hanteln trainieren.

HINWEIS

Sie führen bei dieser Übung keine vollständige Rumpfbeuge (Sit-up) aus, denn ihre Schultern sollten sich nur wenige Zentimeter vom Boden abheben. Achten Sie darauf, dass Sie Ihr Kinn nicht an die Brust drücken; dies ist wichtig, um den Nacken zu schützen (stellen Sie sich vor, Sie hielten eine Orange zwischen Kinn und Brust).

1

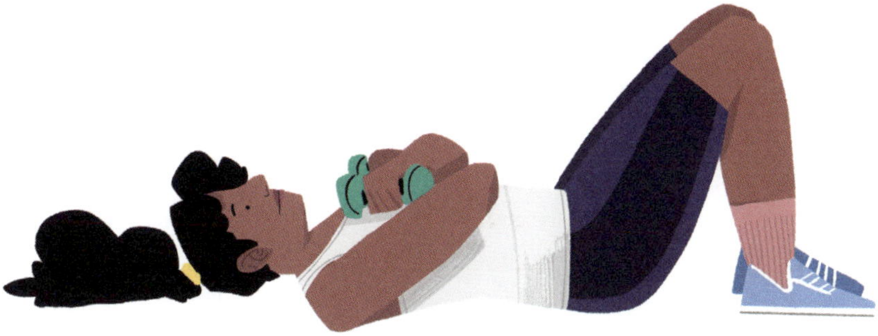

2

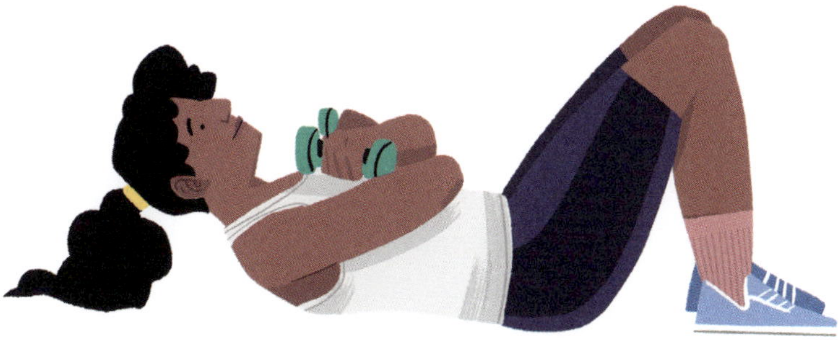

Bauchpresse mit Boxschlag

Trainierte Muskelgruppen: Gerade Bauchmuskeln, quer verlaufende Bauchmuskeln

Doppelt wirksame Übungen sind einfach großartig – so wie diese: Sie trainiert die Brustmuskeln und stärkt gleichzeitig die Körpermitte.

1. In Rückenlage auf die Matte legen, die Beine anwinkeln und die Füße auf die Matte stellen. Mit einer Kurzhantel in jeder Hand die Arme beugen und die Hanteln knapp über den Achseln ablegen. Einatmen.
2. Während des Ausatmens die Körpermitte anspannen, die Schultern von der Matte heben und den Oberkörper nach rechts drehen. Nun den linken Arm in einer schlagenden Bewegung nach oben führen. Danach beim Einatmen den Rücken wieder auf die Matte senken und in die Ausgangsposition zurückkehren. Die Übung auf der gegenüberliegenden Seite wiederholen.

Die Ausführung auf beiden Seiten ist eine Wiederholung. Ideal sind 15 bis 20 Wiederholungen.

Variante: Um die Intensität zu erhöhen, halten Sie den Arm nach dem Boxschlag 1 bis 2 Sekunden lang oben oder trainieren mit schwereren Hanteln.

HINWEIS

Führen Sie diese Bewegung langsam und kontrolliert ohne Schwung durch. Drücken Sie den unteren Rücken flach gegen die Matte und achten Sie darauf, Ihr Kinn nicht zur Brust zu drücken (stellen Sie sich vor, Sie hielten eine Orange zwischen Kinn und Brust).

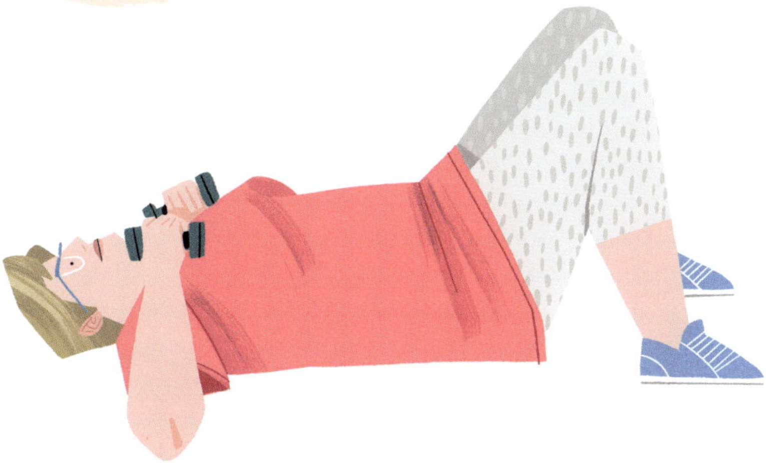

1

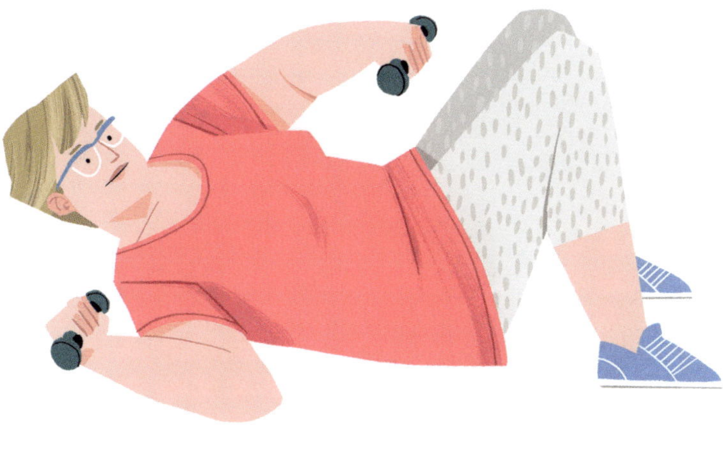

2

3

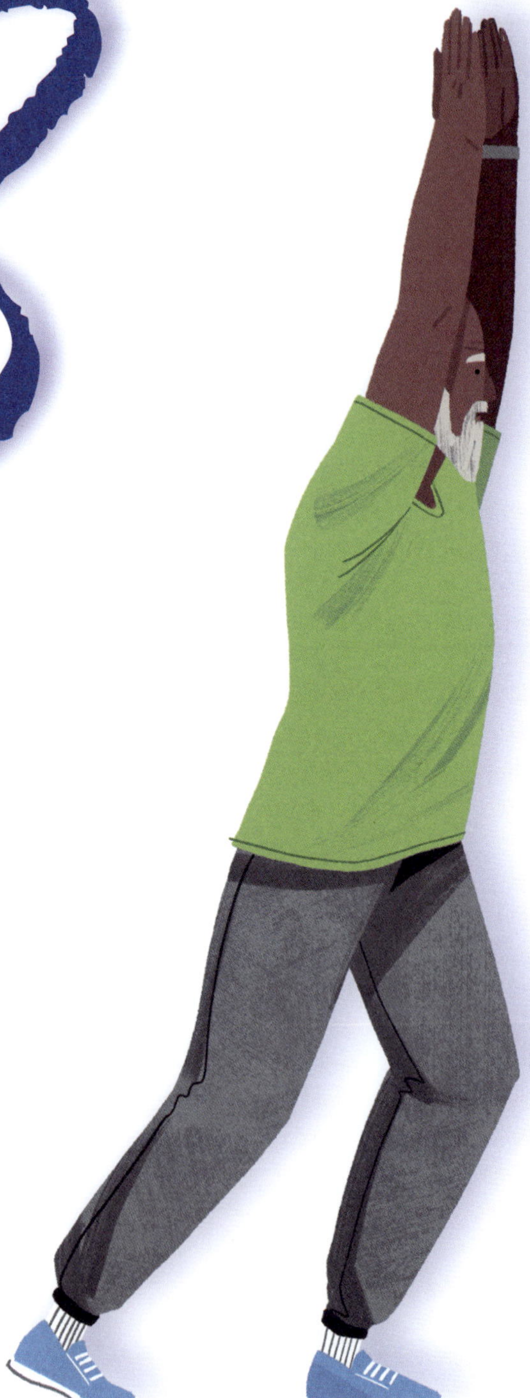

Workouts

Die Übungen kombinieren

Obwohl Sie natürlich jede der Übungen aus Kapitel 2 auch einzeln ausführen können, sollen die folgenden Fünf-Minuten-Workouts Ihnen dabei helfen, auch darüber hinaus davon zu profitieren. Jedes dieser Workouts stellt sicher, dass Sie alle wichtigen Muskelgruppen der Körpermitte trainieren. Jede Fünf-Minuten-Einheit ist einer der folgenden Kategorien zugeordnet, damit Sie die Übungen auswählen können, die am besten zu Ihren Bedürfnissen passen.

WORKOUTS FÜR DEN ALLTAG: Diese Workouts helfen Ihnen, Stabilität aufzubauen, um die alltäglichen Bewegungen in und rund um Ihr Zuhause sicher und problemlos zu bewältigen.

WORKOUTS FÜR EIN AKTIVES LEBEN: Diese Workouts unterstützen Sie dabei, beweglich zu bleiben, sodass Sie alle Aktivitäten, die Sie ausüben möchten, selbstbewusst durchführen können.

WORKOUTS GEGEN SCHMERZEN: Wie eine Maschine braucht unser Körper Bewegung, um die »Räder zu schmieren« und alle Körperteile reibungslos in Bewegung zu halten. Diese Workouts fördern die Durchblutung, bekämpfen schmerzende Entzündungen und bauen gleichzeitig Muskelmasse auf, um starke Knochen zu unterstützen.

PARTNER-WORKOUTS: Manche Dinge machen mit einem Partner einfach mehr Spaß! Schnappen Sie sich einen Freund, eine Freundin, ein Familienmitglied oder Ihren Ehepartner oder Ihre Ehepartnerin und machen Sie diese Workouts zu zweit. Sie lassen sich am einfachsten ausführen, wenn Sie ein wenig Ermutigung von einem Partner erhalten oder jemand ein Auge darauf hat, ob Sie sie korrekt durchführen.

Haben Sie fünf Minuten Zeit? Prima! Dann legen Sie los.

Aufstehen und loslegen

Kategorie: Workouts für den Alltag

Brauchen Sie ein paar Versuche, um sich aus Ihrem Lieblingsstuhl zu erheben? Diese Übungsfolge hilft Ihnen, vom Sofa oder Sessel hochzukommen.

Trainingsablauf

1. Langsames Zurücklehnen (Seite 30): 10 Wiederholungen
2. Bauchpresse mit Hebel (Seite 78): 8 Wiederholungen auf jeder Seite
3. Ausfallschritt mit Drehung (Seite 84): 8 Wiederholungen auf jeder Seite
4. Kniebeuge mit Drehung (Seite 86): 20 Wiederholungen

Hinweis: Eine korrekte Ausführung der Übungen ist wichtig, um Ihre Knie während des Ausfallschritts mit Drehung und der Kniebeuge mit Drehung zu schützen. Senken Sie sich dabei richtig ab und verlagern Sie den Großteil Ihres Gewichts auf die Fersen, anstatt sie vom Boden abzuheben.

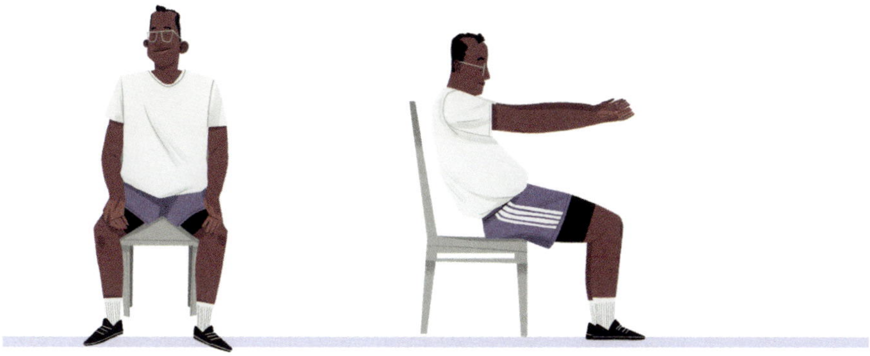

1

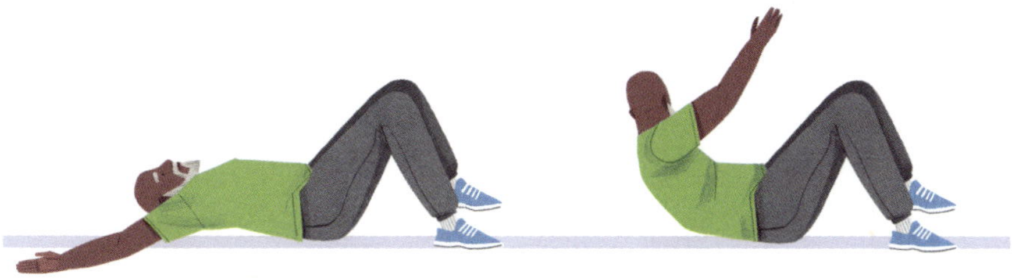

2

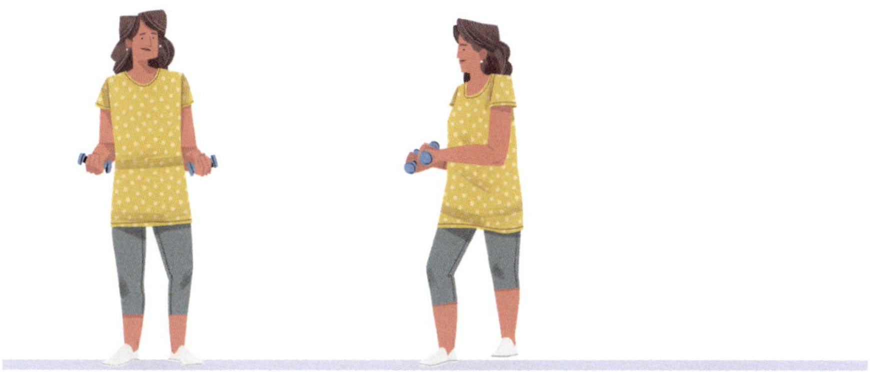

3

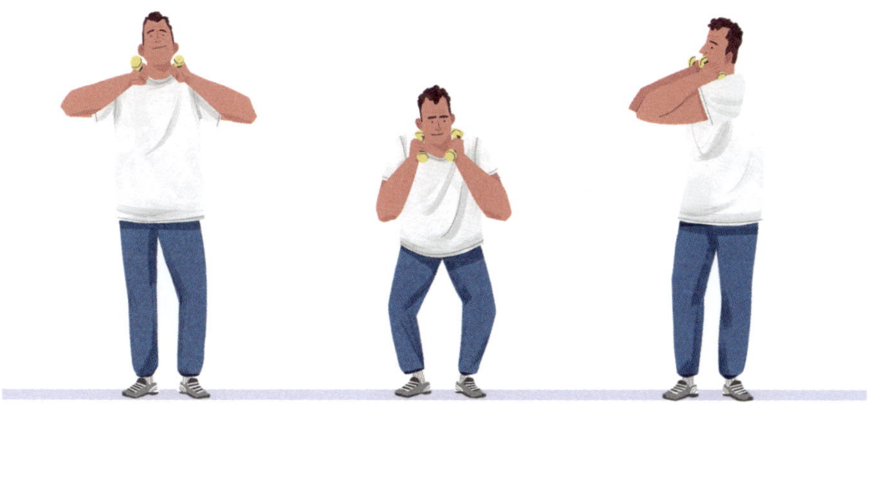

4

Frühjahrsputz

Kategorie: Workouts für den Alltag

Ob Sie Böden schrubben, Fenster putzen oder Wäsche waschen – diese Übungen helfen Ihnen, sich beim Hausputz entspannt zu bewegen und einen sicheren Stand zu haben.

Trainingsablauf

1. Diagonale Bauchpresse (Seite 24): 20 Wiederholungen
2. Seilziehen (Seite 32): 8 Wiederholungen auf jeder Seite
3. Arm-Bein-Heben (Seite 74): 8 Wiederholungen auf jeder Seite
4. Bauchpresse mit Hebel (Seite 78): 8 Wiederholungen pro Seite

Hinweis: Achten Sie auf Ihre Wirbelsäule. Stellen Sie sich bei jeder Übung vor, dass Sie eine gerade Linie vom Scheitel bis zur Spitze des Steißbeins halten.

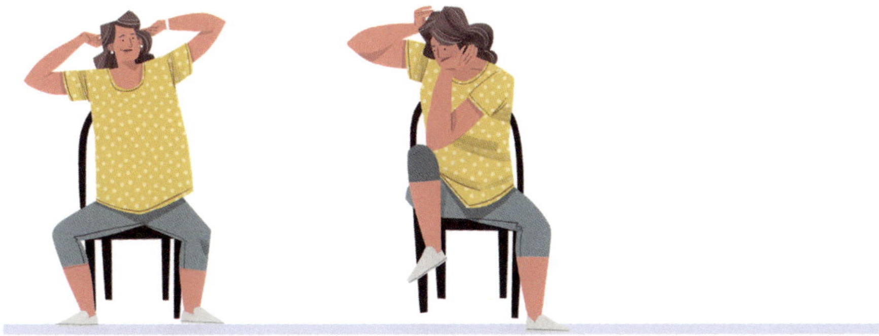

1

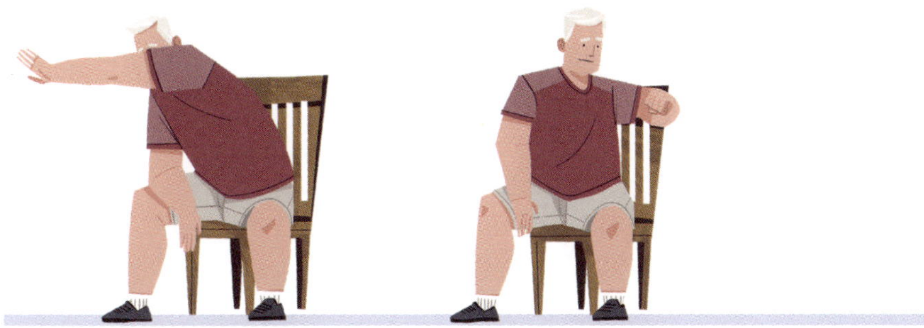

2

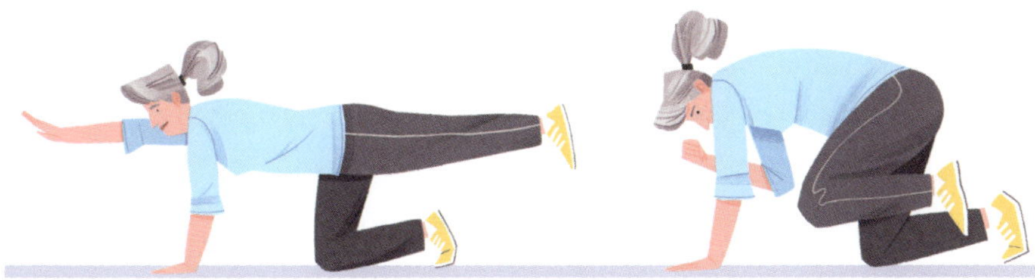

3

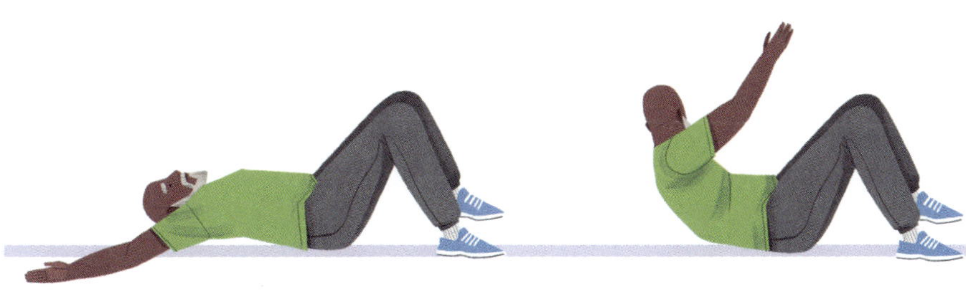

4

Kochen leicht gemacht

Kategorie: Workouts für den Alltag

Diese Übungen helfen Ihnen, den gesamten Bewegungsradius zu bewahren, den Sie bei Tätigkeiten in der Küche benötigen, zum Beispiel beim Herausnehmen von Zutaten aus einem Regal, beim Ergreifen eines Gegenstandes aus einem niedrigen Schrank, beim Drehen, um nach einem Küchengerät zu greifen, oder beim Ausräumen der Spülmaschine.

Trainingsablauf

1. Seilziehen (Seite 32): 8 Wiederholungen auf jeder Seite
2. Oberkörperdrehung (Seite 50): 8 Wiederholungen
3. Holzhacken (Seite 52): 8 Wiederholungen auf jeder Seite
4. Diagonales Beugen (Seite 56): 8 Wiederholungen auf jeder Seite

Hinweis: Verrichten Sie die hauptsächliche Arbeit mit Ihrer Körpermitte, anstatt den Schwung Ihrer Arme zu nutzen, um die Bewegungen auszuführen. Sie können sich selbst überprüfen, indem Sie ein oder zwei Wiederholungen ohne die Beteiligung der Arme machen.

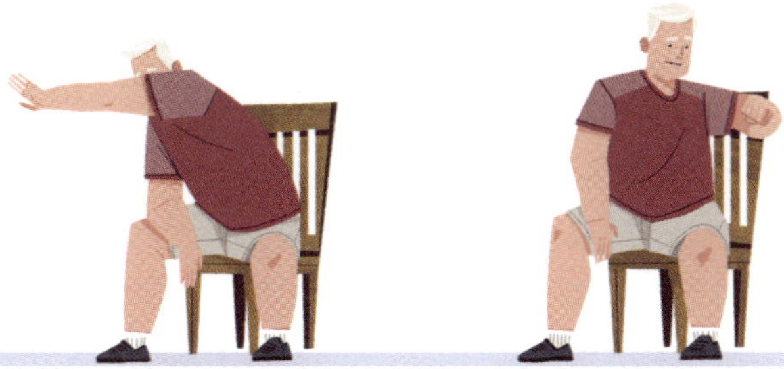

1

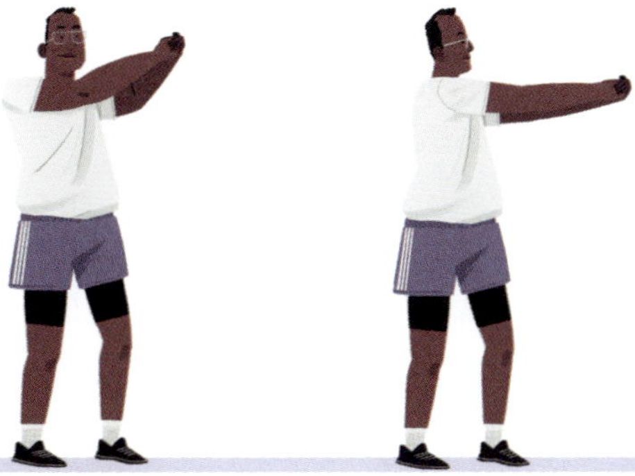

2

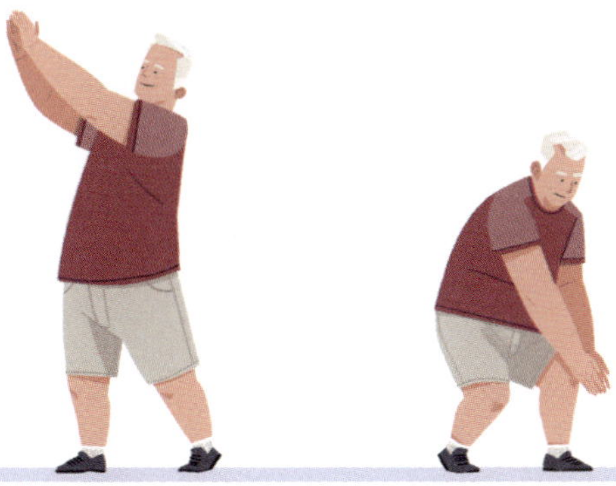

3

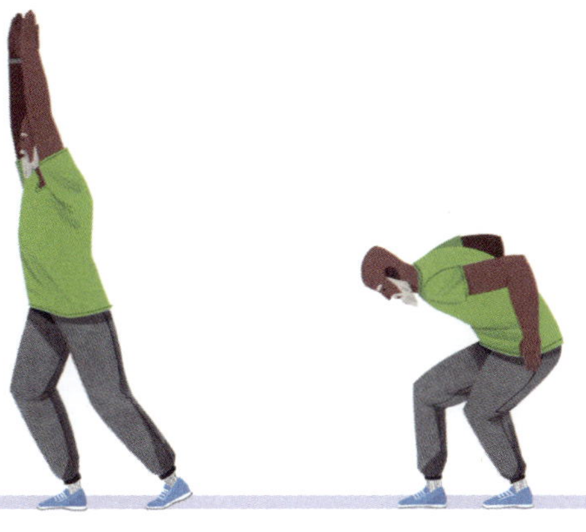

4

Stark und standfest

Kategorie: Workouts für den Alltag

Jedes Jahr erleidet einer von vier Menschen über 65 Jahren einen Sturz, und die meisten dieser Stürze ereignen sich in den eigenen vier Wänden. Dieses Workout sorgt für die Stabilität, die Sie brauchen, um Stürze »erfolgreich« zu überstehen und um sie von vornherein zu vermeiden.

Trainingsablauf

1. Bauchpresse im Stehen (Seite 42): 20 Wiederholungen
2. Bauchpresse mit Beinheben (Seite 46): 8 Wiederholungen auf jeder Seite
3. Metronom (Seite 38): 2 × 30-Sekunden-Zyklen mit einer kurzen Pause zwischen den Zyklen
4. Überkreuz Herunterziehen (Seite 60): 8 Wiederholungen auf jeder Seite

Hinweis: Wenn Sie an Ihrem Gleichgewicht arbeiten, kommt es darauf an, wohin Sie Ihren Blick richten. Vermeiden Sie es, auf den Boden zu schauen. Heben Sie stattdessen Ihr Kinn an und richten Sie Ihren Blick auf einen Punkt vor Ihnen.

1
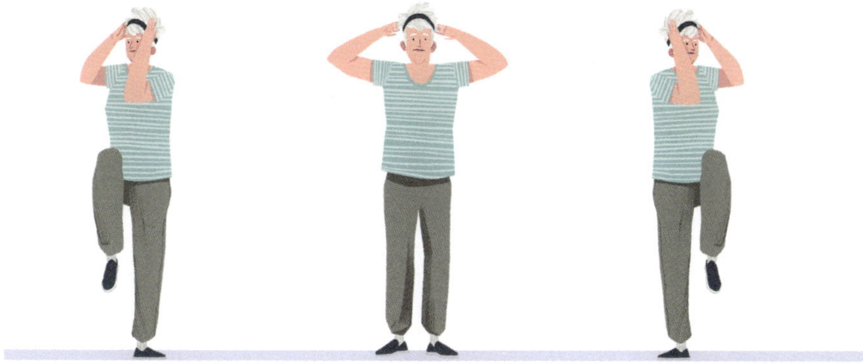

2
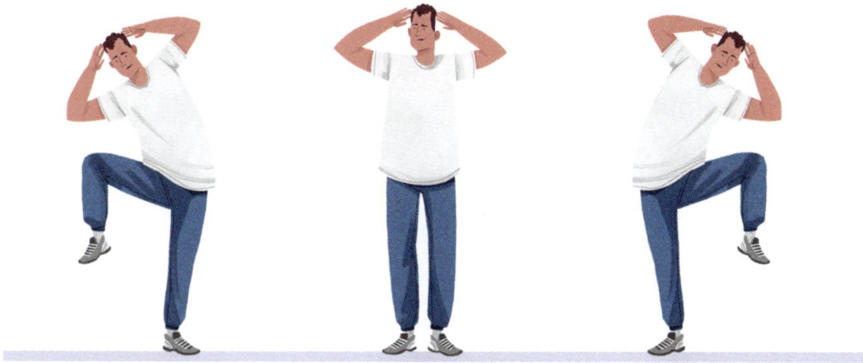

3
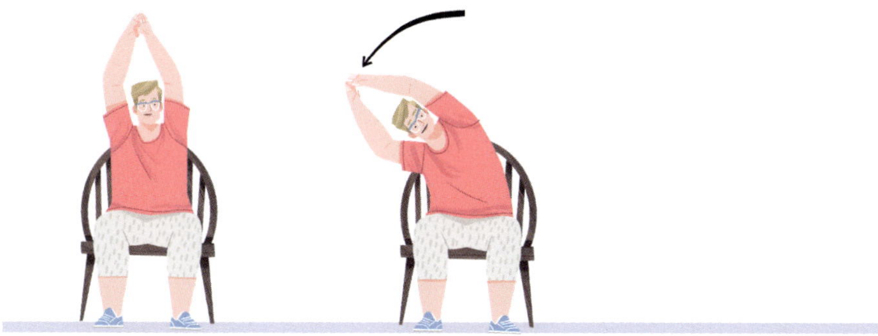

4
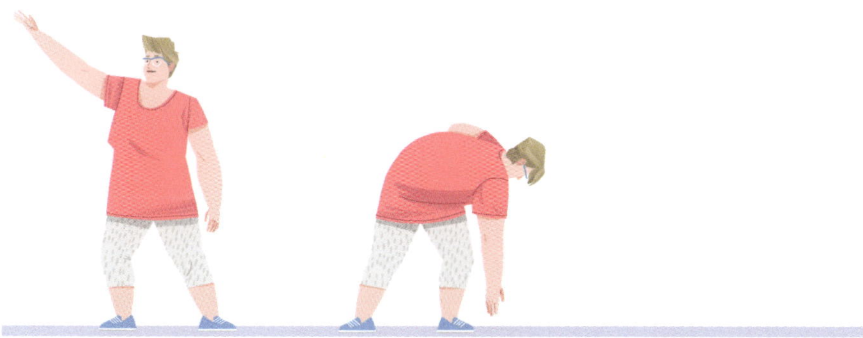

Meistergärtner

Kategorie: Workouts für den Alltag

Auch wenn Sie keinen grünen Daumen haben, erfordert die Instandhaltung eines Hauses in der Regel ein gewisses Maß an Pflege des Außenbereichs. Diese Übungen zielen auf die Muskeln ab, die bei gewöhnlicher Gartenarbeit beansprucht werden.

Trainingsablauf

1. Dreieck (Seite 54): 20 bis 30 Sekunden auf jeder Seite halten
2. Überkreuz Herunterziehen (Seite 60): 8 Wiederholungen auf jeder Seite
3. Diagonale Rumpfbeuge (Seite 90): 8 Wiederholungen auf jeder Seite
4. Drehung mit Beuge (Seite 94): 12 Wiederholungen

Hinweis: Bei diesem Workout gibt es viele Auf- und Abwärtsbewegungen. Gehen Sie langsam und gleichmäßig vor, um das Gleichgewicht zu halten, und wenn Ihnen schwindlig wird, unterbrechen Sie das Training und machen Sie eine Pause.

1

2

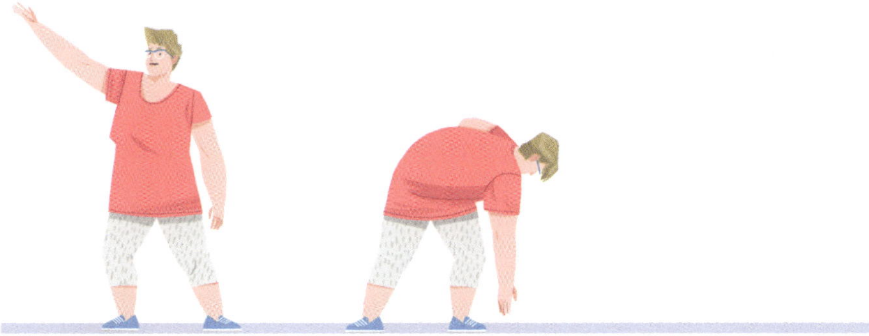

3

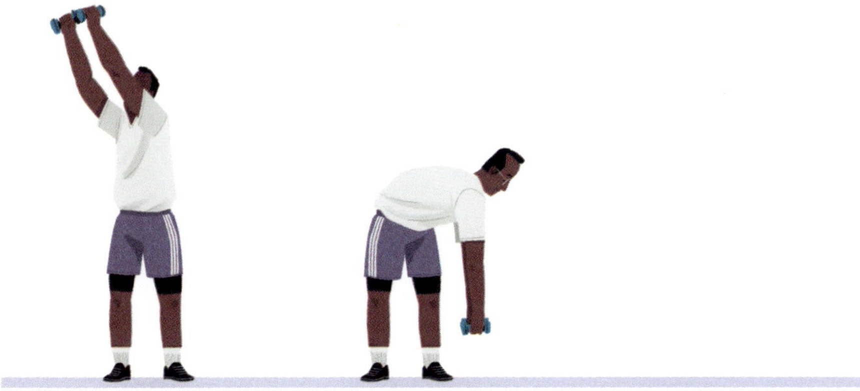

4

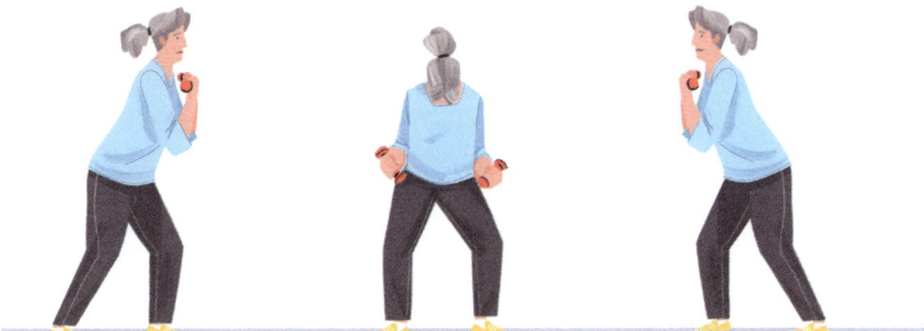

Anziehen

Kategorie: Workouts für den Alltag

Wenn Sie Probleme mit der Beweglichkeit haben, kann das Anziehen am Morgen eine große Herausforderung sein. Dieses Workout wird Ihnen helfen, Ihre Beweglichkeit zu verbessern und beim Auswählen und Anziehen von Kleidung und Schuhen schmerzfrei zu bleiben.

Trainingsablauf

1. Seitbeugen im Sitzen (Seite 26): 8 Wiederholungen auf jeder Seite
2. Diagonales Beugen (Seite 56): 8 Wiederholungen auf jeder Seite
3. Herunterziehen (Seite 58): 8 Wiederholungen auf jeder Seite
4. Beugung nach hinten (Seite 88): 20 Wiederholungen

Hinweis: Wenn Sie sich bewusster bewegen, können Sie Verletzungen vermeiden. Versuchen Sie daher, sich die Bewegungen aus diesem Workout einzuprägen, und ahmen Sie die gleichmäßigen kontrollierten Bewegungen nach, wenn Sie sich anziehen. Je intensiver Sie Ihr Muskelgedächtnis trainieren, desto natürlicher werden diese Bewegungsabläufe für Sie.

1

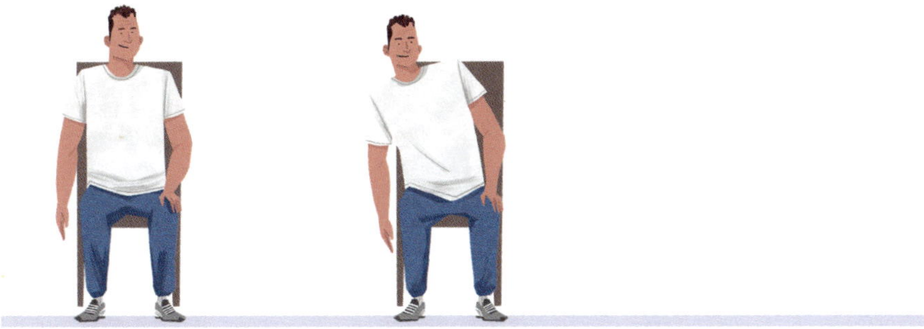

2

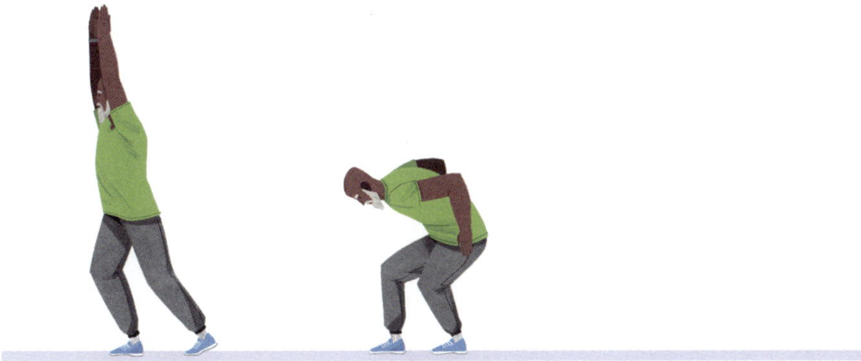

3

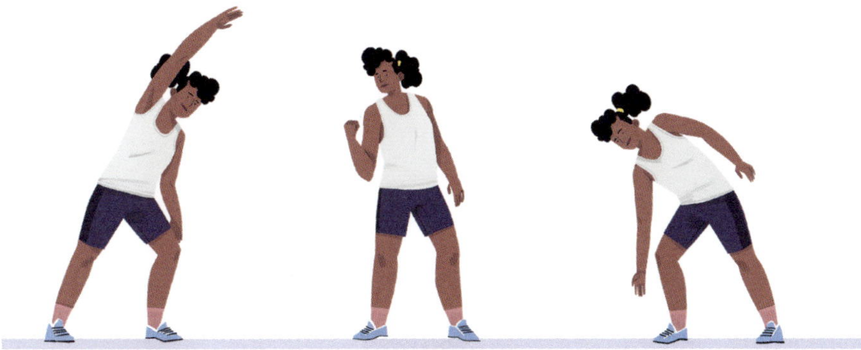

4

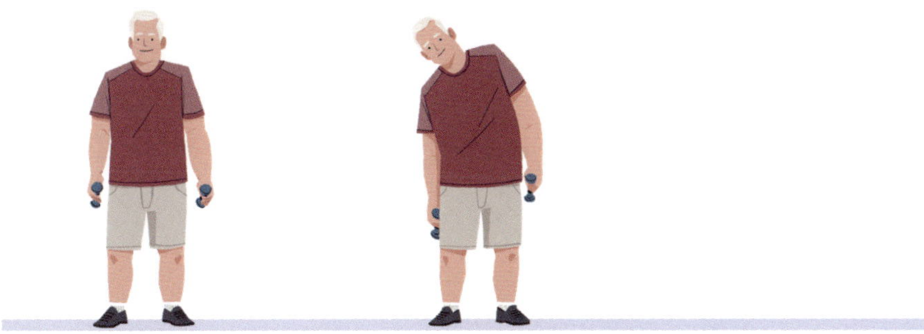

In Bewegung bleiben

Kategorie: Workouts für ein aktives Leben

Zu einem erfüllten Leben im Alter gehört es, dass Sie Ihre Unabhängigkeit bewahren. Diese Übungen helfen Ihnen dabei, mobil zu bleiben, damit Sie Besorgungen machen, mit Ihren Enkeln spielen, an sozialen Aktivitäten teilnehmen und Ihren Hobbys nachgehen können.

Trainingsablauf

1. Knie heben (Seite 22): 20 Wiederholungen
2. Drehung im Sitzen (Seite 28): 10 Wiederholungen
3. Einfaches Beinheben (Seite 66): 8 Wiederholungen auf jeder Seite
4. Bauchpresse mit Drehung (Seite 96): 20 Wiederholungen

Hinweis: Versuchen Sie, bei keiner der Übungen einen Buckel zu machen. Achten Sie auf eine lange Wirbelsäule und ein angehobenes Kinn, sodass zwischen Kinn und Brustkorb genügend Platz ist (etwa so groß wie eine Orange).

1

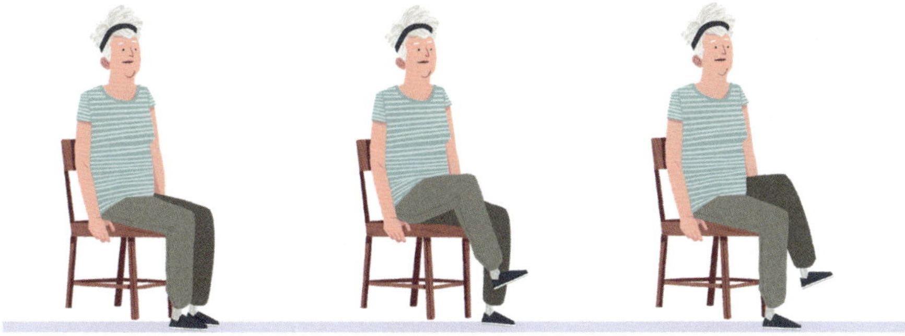

2

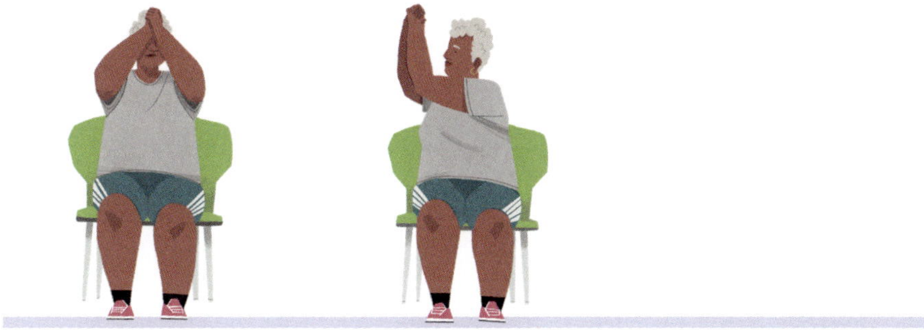

3

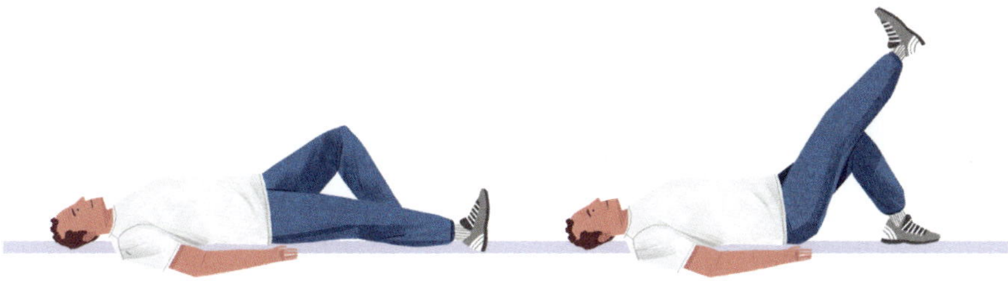

4

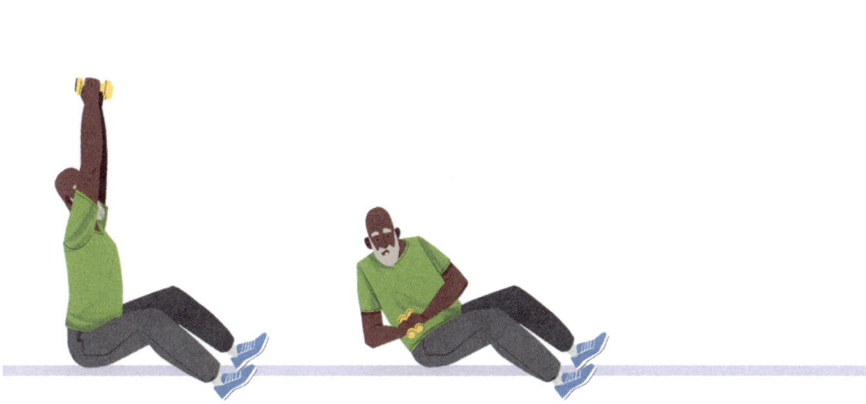

Aufrecht stehen

Kategorie: Workouts für ein aktives Leben

Die Bedeutung einer guten Körperhaltung kann gar nicht hoch genug eingeschätzt werden, wenn es darum geht, Schmerzen vorzubeugen und das Gleichgewicht zu halten. Diese Übungen helfen Ihnen, aufrecht zu stehen und die altersbedingte Verkrümmung der Wirbelsäule zu vermeiden.

Trainingsablauf

1. Metronom (Seite 38): 2 × 30-Sekunden-Zyklen mit einer kurzen Pause zwischen den Zyklen
2. Schwimmen (Seite 72): 20 Wiederholungen
3. Seitliche Rumpfdrehung (Seite 76): 20 Wiederholungen
4. Boxschlag mit Tritt (Seite 92): 20 Wiederholungen

Hinweis: Ihre Körpermitte erstreckt sich nicht nur auf den vorderen Teil Ihres Körpers. Stellen Sie sich während des Workouts vor, dass Sie Ihre Körpermitte von allen Seiten nach innen und nach oben ziehen, auch von den Seiten und vom Rücken her.

1 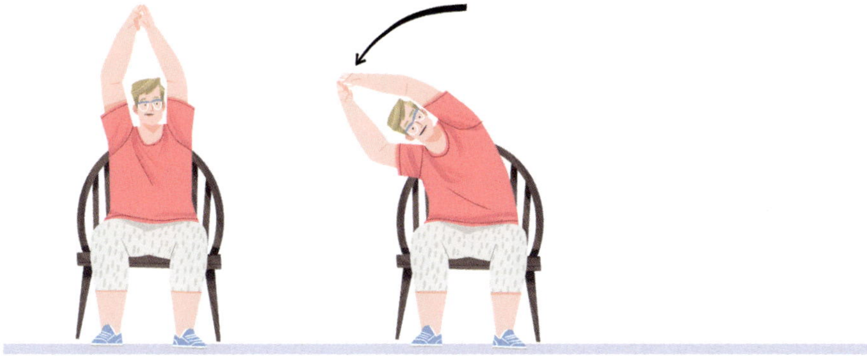

2 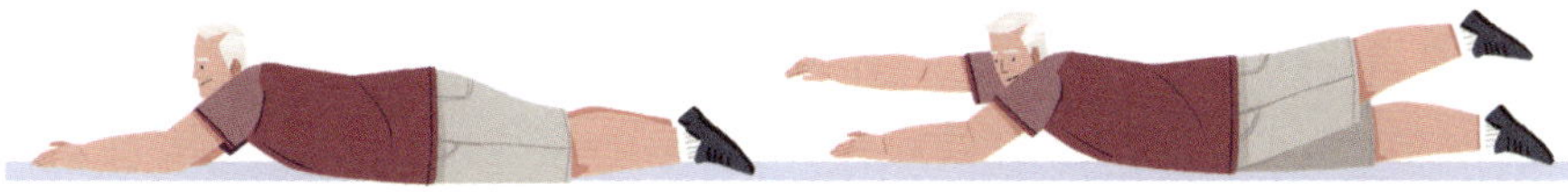

3 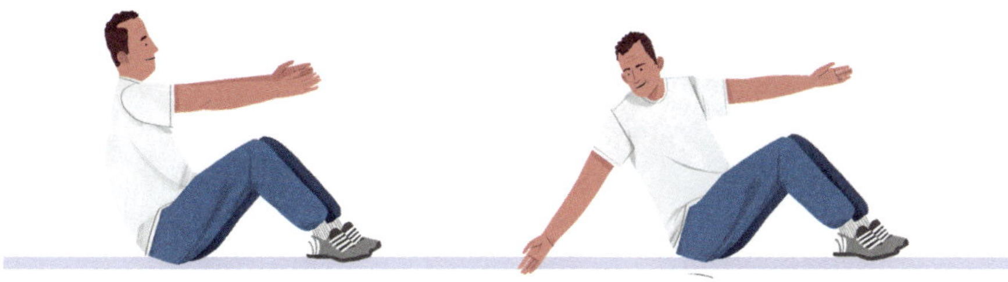

4 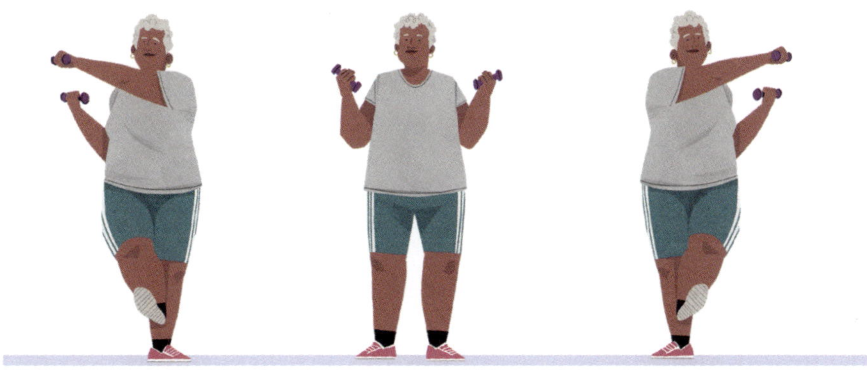

Schlank und fit

Kategorie: Workouts für ein aktives Leben

Weniger Schmerzen und ein besseres Gleichgewicht sind zwei der wichtigsten Vorteile einer starken Körpermitte, aber genauso wichtig ist es, dass Sie sich in Ihrer Haut wohlfühlen und Ihr gutes Aussehen Ihnen Selbstbewusstsein verleiht. Diese Übungen konzentrieren sich auf Ihren Bauch, straffen Ihre Taille und sorgen dafür, dass Sie sich in Ihrem Körper wohlfühlen.

Trainingsablauf

1. Tickende Uhr (Seite 40): 10 Wiederholungen
2. Seitliches Beugen (Seite 44): 20 Wiederholungen
3. Seitstütz mit Armheben (Seite 62): 20 Sekunden lang halten
4. Rumpfbeuge mit Kurzhanteln (Seite 82): 20 Wiederholungen

Hinweis: Sie können Ihre Trainingserfolge noch steigern, wenn Sie beim Essen kluge Entscheidungen treffen. Wählen Sie Vollkorn statt raffiniertes Getreide, Wasser oder Tee statt Limonade und Saft und essen Sie mehr Obst und Gemüse, um noch mehr Fortschritte beim Erreichen einer guten Figur zu machen.

1

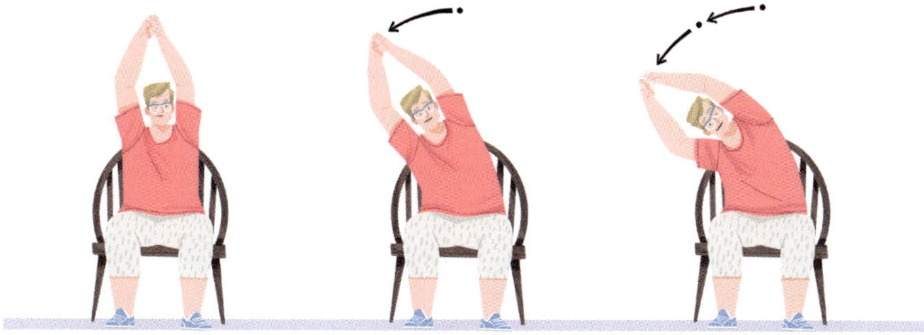

2

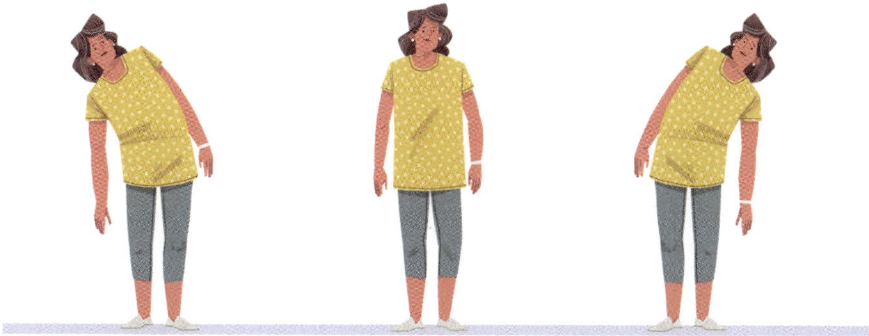

3

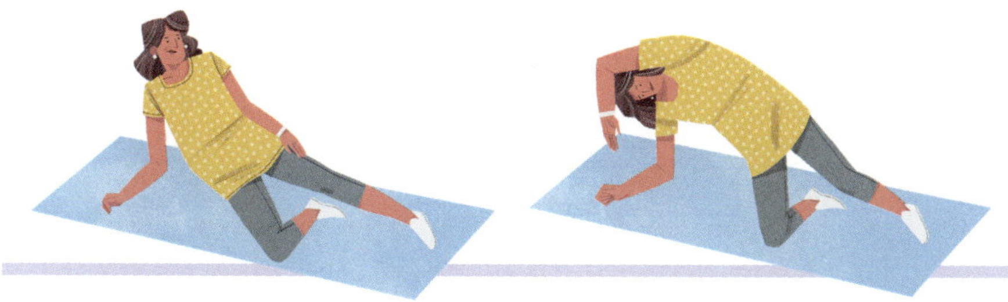

4

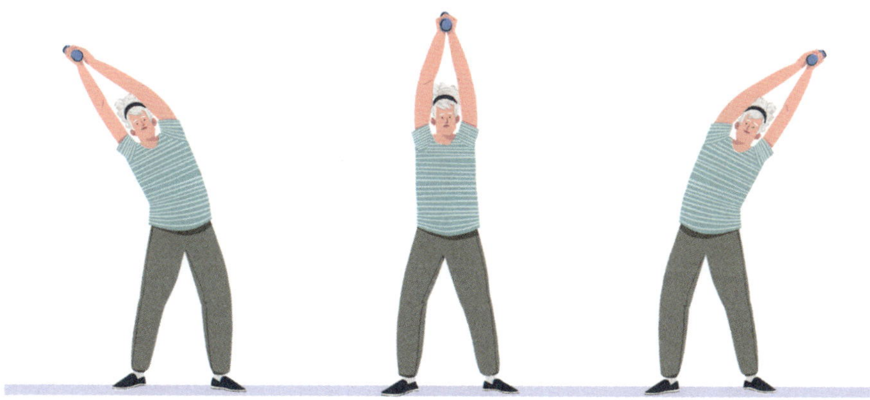

Einkaufstour

Kategorie: Workouts für ein aktives Leben

Bei diesem Workout geht es darum, die Bewegungen zu meistern, die mit einem Einkauf verbunden sind, wie zum Beispiel das Entnehmen von Artikeln aus dem Regal, das Be- und Entladen des Autos und das Einräumen der Lebensmittel.

Trainingsablauf

1. Oberkörperdrehung (Seite 50): 20 Wiederholungen
2. Beugung nach hinten (Seite 88): 20 Wiederholungen
3. Diagonale Rumpfbeuge (Seite 90): 10 Wiederholungen
4. Bauchpresse mit Drehung (Seite 96): 10 Wiederholungen

Hinweis: Für einige dieser Übungen sind Kurzhanteln erforderlich, aber Sie können stattdessen auch einen Medizinball, eine Kugelhantel oder sogar eine Wasserflasche verwenden. Beginnen Sie mit einem leichten Gewicht (beispielsweise 1 bis 1,5 Kilogramm) und erhöhen Sie das Gewicht nur, wenn Sie sich damit wohlfühlen.

1

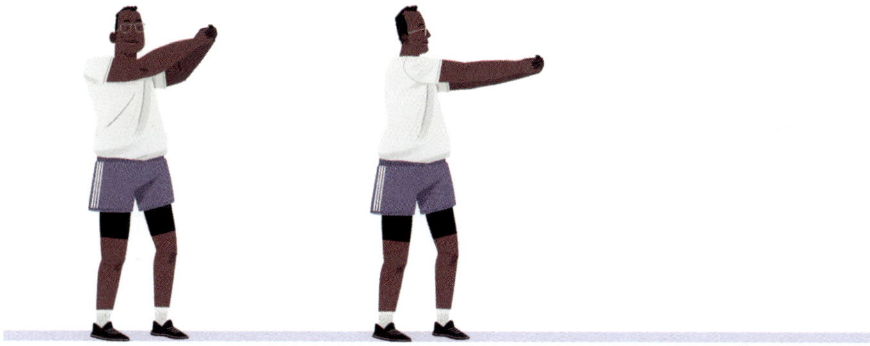

2

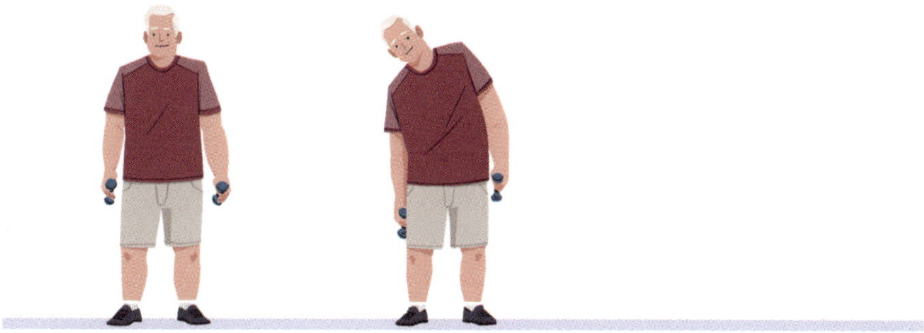

3

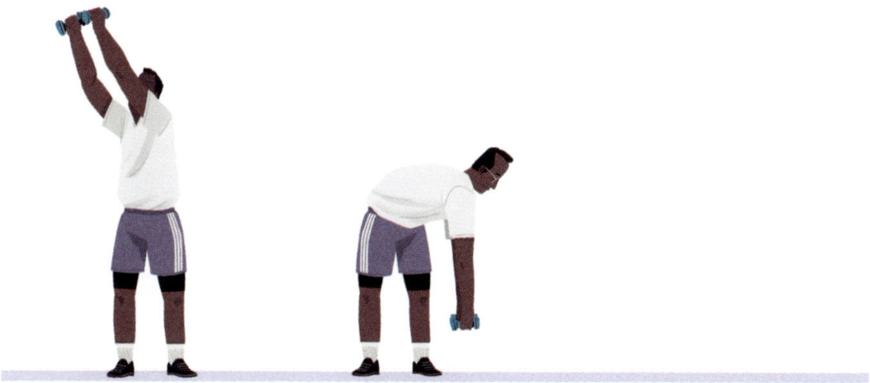

4

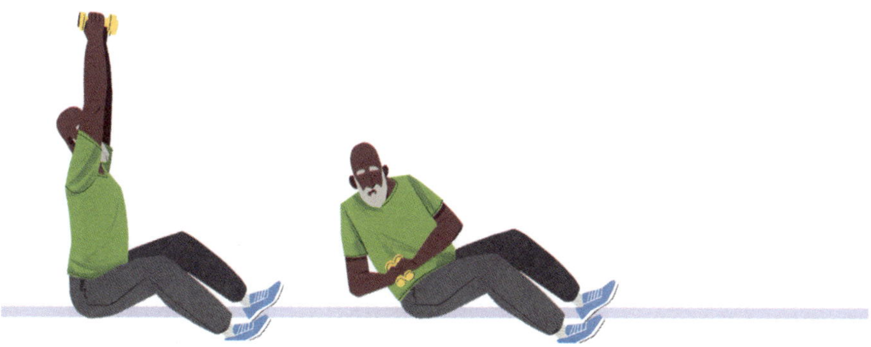

Sportlich aktiv

Kategorie: Workouts für ein aktives Leben

Tennis, Golf, Badminton, Tischtennis, Radfahren und Schwimmen sind allesamt ausgezeichnete Sportarten. Diese Übungen stärken die Muskeln, die bei vielen dieser Sportarten zum Einsatz kommen, und helfen Ihnen vielleicht sogar, Ihr Spiel zu verbessern.

Trainingsablauf

1. Oberkörperdrehung (Seite 50): 20 Wiederholungen
2. Holzhacken (Seite 52): 10 Wiederholungen auf jeder Seite
3. Herunterziehen (Seite 58): 10 Wiederholungen auf jeder Seite
4. Unterarmstütz auf Knien (Seite 64): 20 Sekunden lang halten

Hinweis: Vergessen Sie das Atmen nicht. Genau wie beim Sport ist es wichtig, darauf zu achten, dass Sie tief und gleichmäßig atmen. Wenn Sie an Ihrer Atmung arbeiten, verbessern Sie auch Ihre Ausdauer.

1

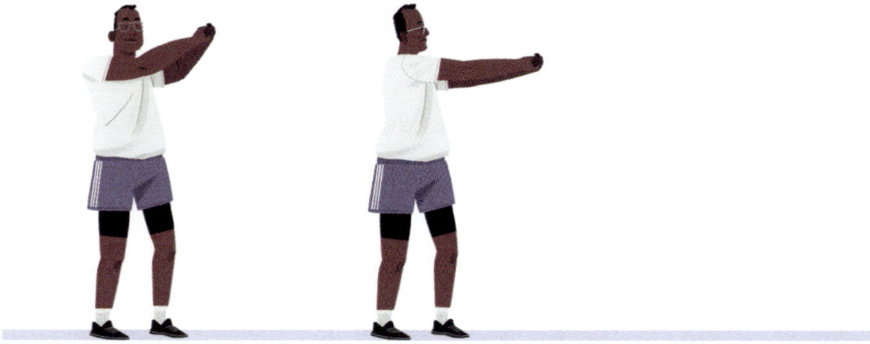

2

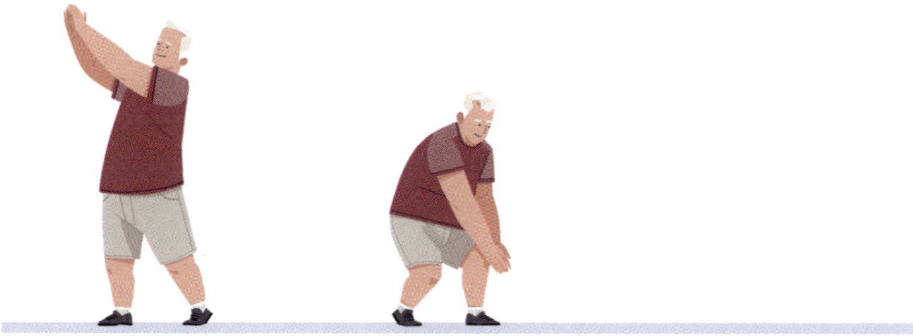

3

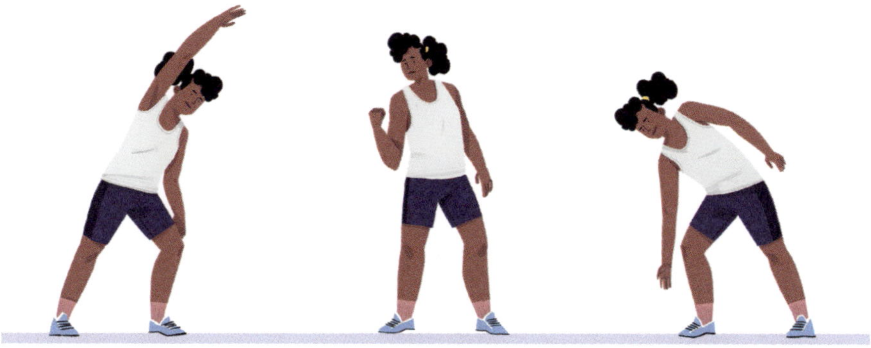

4

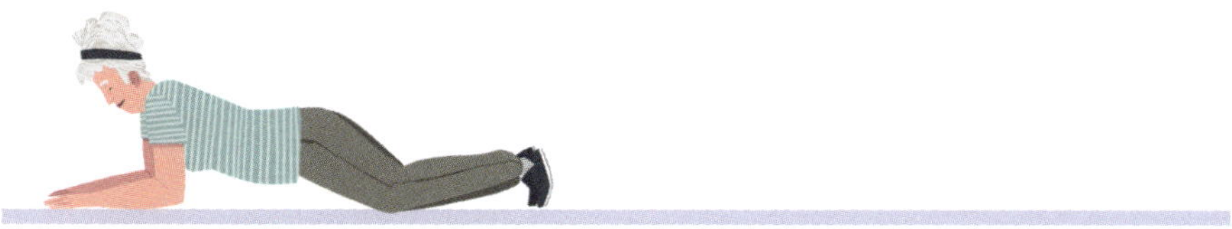

Hinter dem Steuer

Kategorie: Workouts für ein aktives Leben

Beim Autofahren wird Ihre Rumpfmuskulatur stärker beansprucht, als Sie vielleicht denken. Sie brauchen eine starke Rumpfmuskulatur, um die Straße im Blick zu behalten, sich zu drehen, den toten Winkel zu überprüfen und sicher aus dem Fahrzeug auszusteigen.

Trainingsablauf

1. Knie heben (Seite 22): 20 Wiederholungen
2. Drehung im Sitzen (Seite 28): 10 Wiederholungen
3. Seitliche Rumpfdrehung (Seite 76): 20 Wiederholungen
4. Ausfallschritt mit Drehung (Seite 84): 8 Wiederholungen auf jeder Seite

Hinweis: Beim Aussteigen aus dem Auto kommt es häufig zu Stürzen. Kombinieren Sie diese Übungen mit dem Workout »Aufstehen und loslegen« (Seite 104), damit Sie Ihr Fahrzeug bequem verlassen können.

1

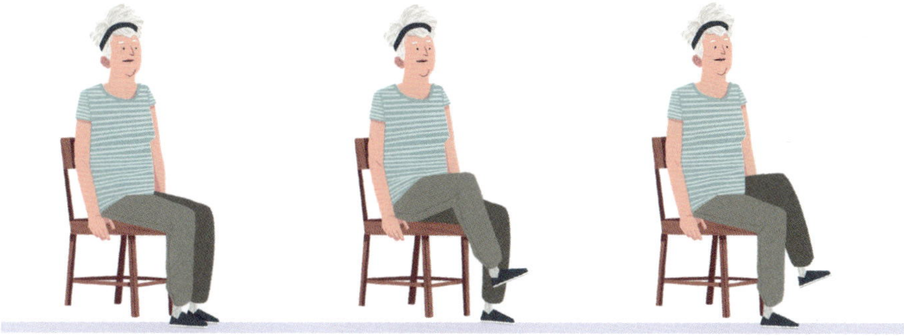

2

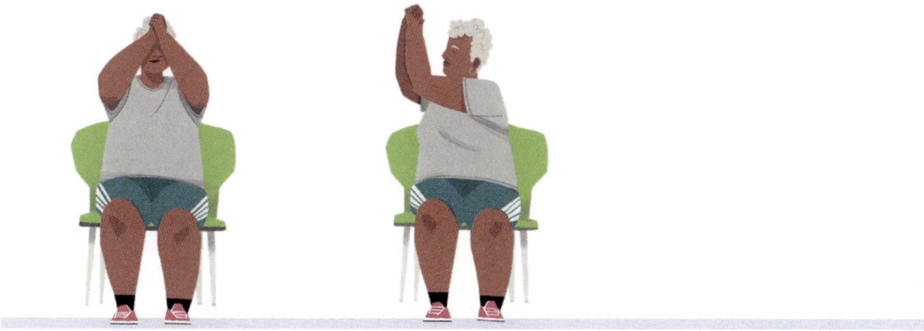

3

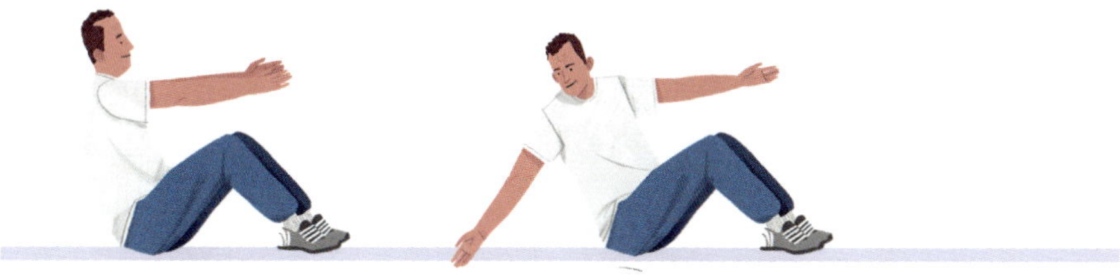

4

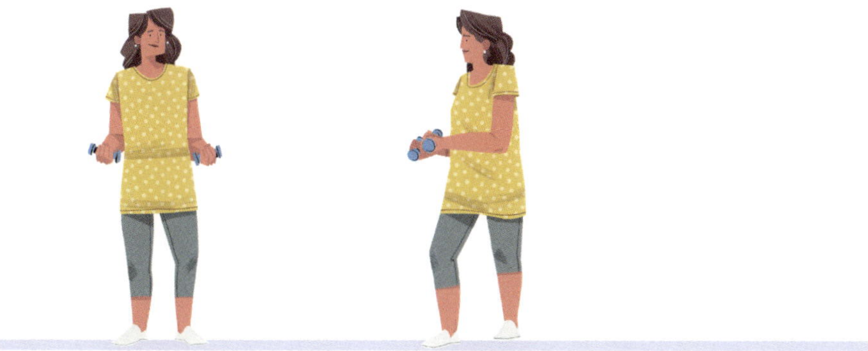

Rückenschmerzen I

Kategorie: Workouts gegen Schmerzen

Wie wir im Laufe dieses Buches erörtert haben, sind Schmerzen im unteren Rückenbereich oft das Ergebnis einer schwachen Körpermitte, die Ihre Wirbelsäule in Schieflage bringt. Dieses Workout stärkt die Körpermitte und verbessert Ihre Haltung, gleichzeitig entlastet es die Muskeln, die Ihre Wirbelsäule umgeben.

Trainingsablauf

1. Seitbeugen im Sitzen (Seite 26): 8 Wiederholungen auf jeder Seite
2. Rumpfkreisen (Seite 34): 10 Kreise auf jeder Seite
3. Katze-Kuh (Seite 70): 10 Wiederholungen
4. Kniebeuge mit Drehung (Seite 86): 20 Wiederholungen

Hinweis: Das Rumpfkreisen und die Katze-Kuh-Bewegungen sollten nicht nur Ihre Kraft aufbauen, sondern Ihnen auch ein gutes Gefühl geben. Lassen Sie sich Zeit und atmen Sie tief durch, während Sie diese Übungen ausführen. Wenn Sie sich in der Lage fühlen, mehr als die vorgeschlagene Anzahl von Wiederholungen durchzuführen, tun Sie es einfach!

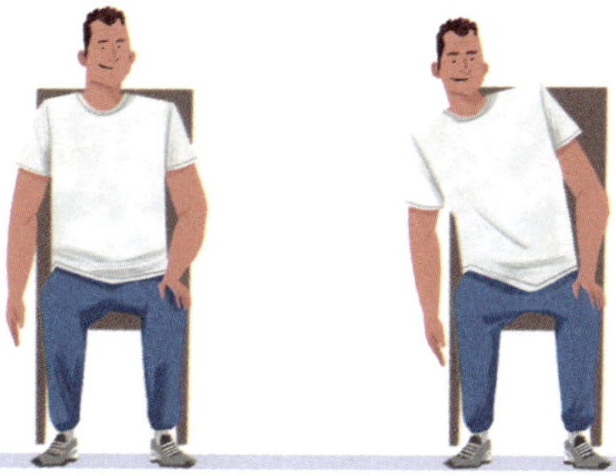

1

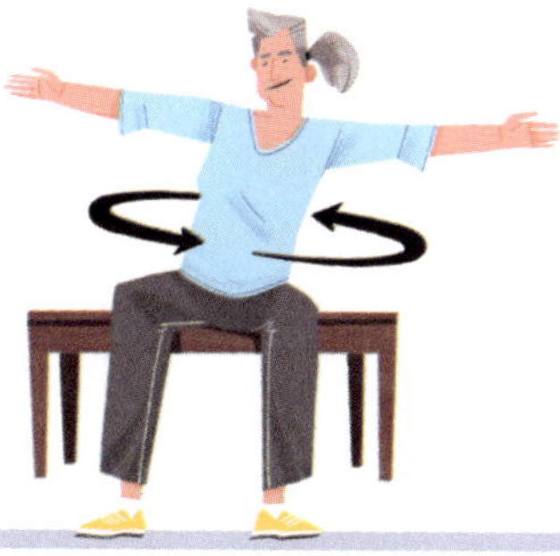

2

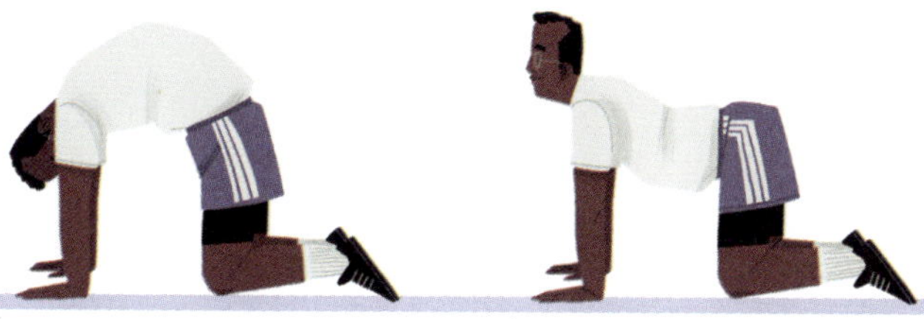

3

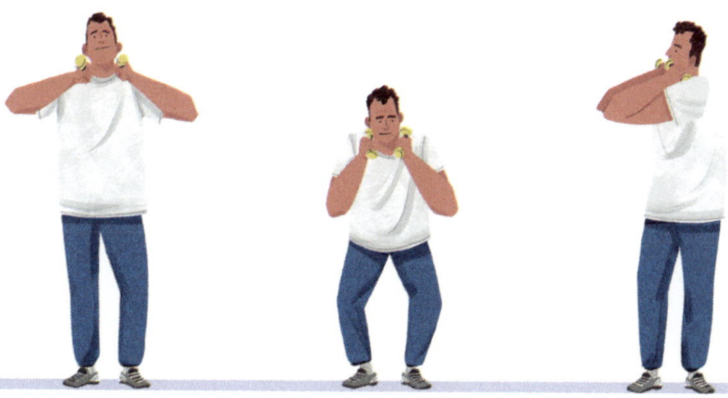

4

Rückenschmerzen II

Kategorie: Workouts gegen Schmerzen

Diese Übungen trainieren die Hüftmuskulatur und stärken gleichzeitig die Bauchdecke. Dies alles ist eng miteinander verwoben: Wenn die Hüften lockerer und kräftiger werden, verringert sich auch die Spannung im unteren Rücken.

Trainingsablauf

1. Langsames Zurücklehnen (Seite 30): 10 Wiederholungen
2. Einbeinige Bauchpresse (Seite 68): 8 Wiederholungen auf jeder Seite
3. Arm-Bein-Heben (Seite 74): 8 Wiederholungen auf jeder Seite
4. Brücke (Seite 80): 10 Wiederholungen

Hinweis: Auch wenn es sich kontraintuitiv anfühlt, sollten Sie versuchen, bei der Brücke-Bewegung Ihre Gesäßmuskeln nicht anzuspannen. Das Anheben der Körpermitte sollte von Ihrer Rumpfmuskulatur und Ihren Hüften übernommen werden. Wenn Sie Ihre Füße auf den Boden drücken, hilft das.

1
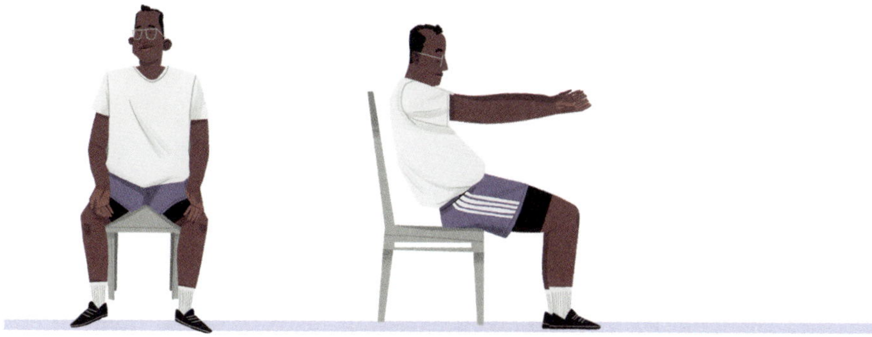

2
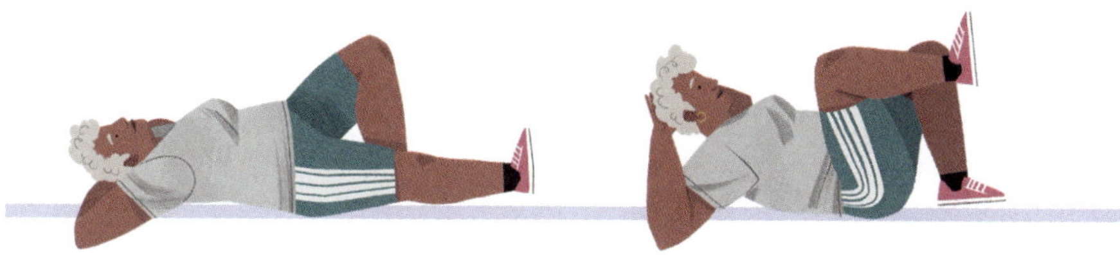

3
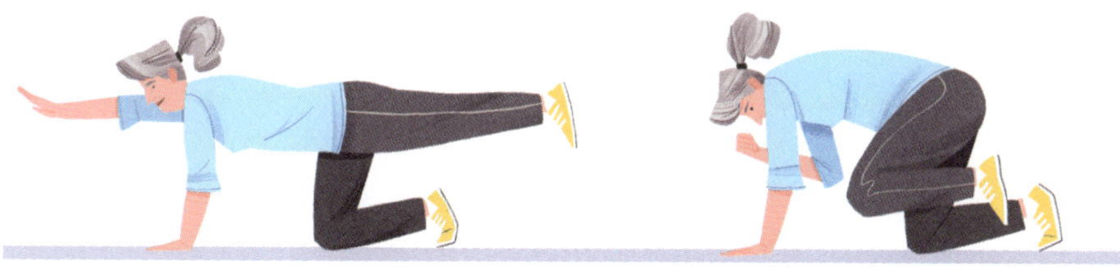

4
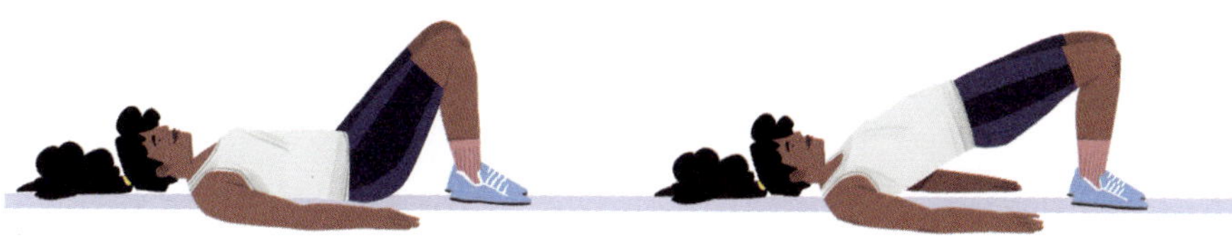

Schmerzende Wirbelsäule

Kategorie: Workouts gegen Schmerzen

Die Muskeln, die entlang der Wirbelsäule verlaufen, sind enorm wichtig für die richtige Haltung der Wirbelsäule und damit auch für die Schmerzfreiheit. Dieses Workout stärkt und dehnt diese Muskeln, was Ihnen hilft, einen Buckel zu vermeiden und was gleichzeitig die Schmerzen in der Wirbelsäule lindert.

Trainingsablauf

1. Tickende Uhr (Seite 40): 10 Wiederholungen
2. Seitliches Beugen (Seite 44): 20 Wiederholungen
3. Schwimmen (Seite 72): 20 Wiederholungen
4. Katze-Kuh (Seite 70): 10 Wiederholungen

Hinweis: Um Ihren Nacken nicht zu überlasten, sollten Sie bei der Übung Schwimmen nicht nach vorn schauen. Halten Sie stattdessen den Blick gerade nach unten auf den Boden gerichtet und halten Sie die Wirbelsäule gerade.

1

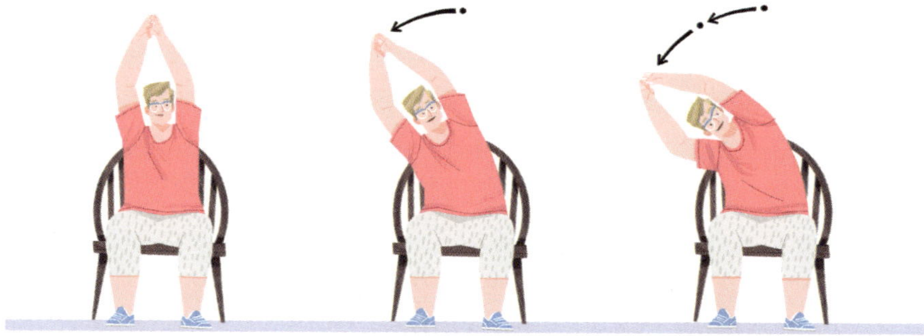

2

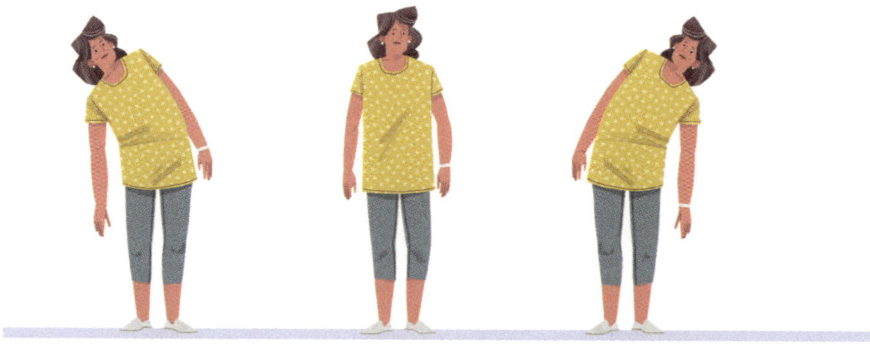

3

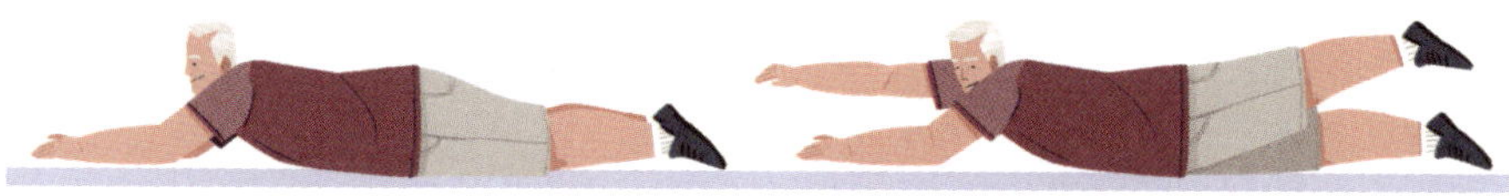

4

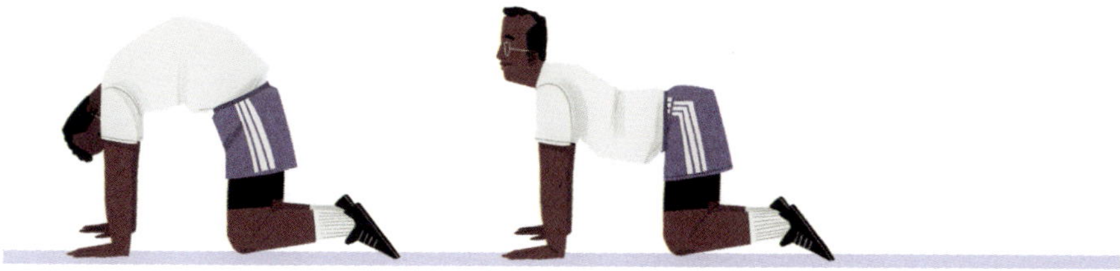

Hüftschmerzen

Kategorie: Workouts gegen Schmerzen

Viele Menschen verbringen täglich acht oder mehr Stunden im Sitzen, was den Hüften sehr zusetzen kann. Folgendes Workout sorgt für Bewegung und Durchblutung in diesem Bereich, damit Ihre Hüftgelenke geschmiert werden und stark bleiben.

Trainingsablauf

1. Bauchpresse im Sitzen (Seite 36): 8 Wiederholungen auf jeder Seite
2. Beckenkippen (Seite 48): 15 Wiederholungen
3. Dreieck (Seite 54): 20 bis 30 Sekunden auf jeder Seite halten
4. Brücke (Seite 80): 10 Wiederholungen

Hinweis: Wenn Sie am Schreibtisch arbeiten, können Sie dieses Workout auch zwischendurch während des Tages machen, um Ihren Hüften eine Pause zu gönnen. Versuchen Sie, das Workout mit einem kurzen Spaziergang in der Mittagspause zu kombinieren, sodass es gar nicht erst zu Schmerzen kommt.

1

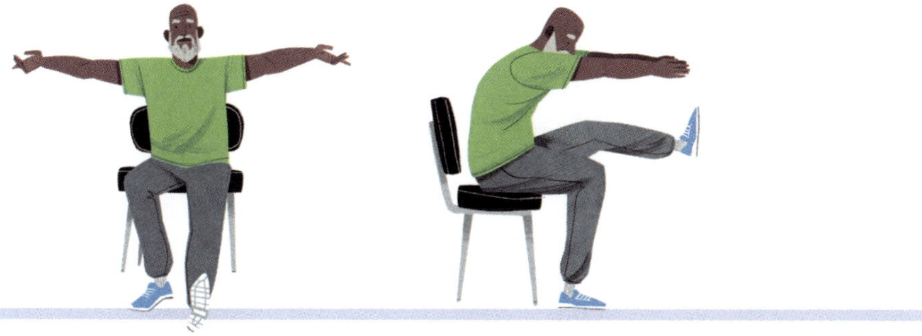

2

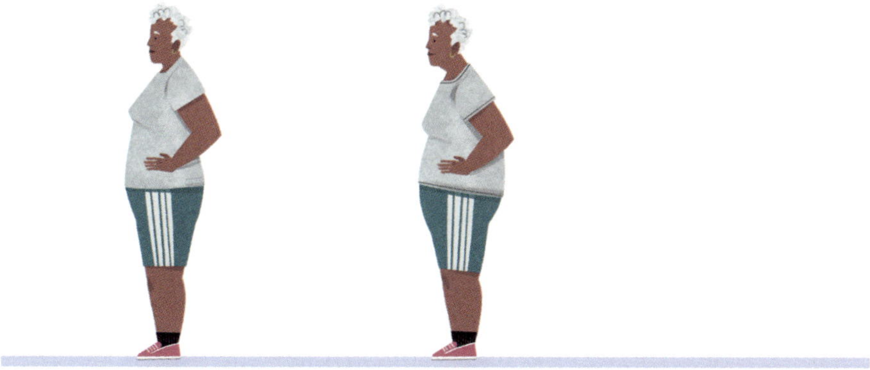

3

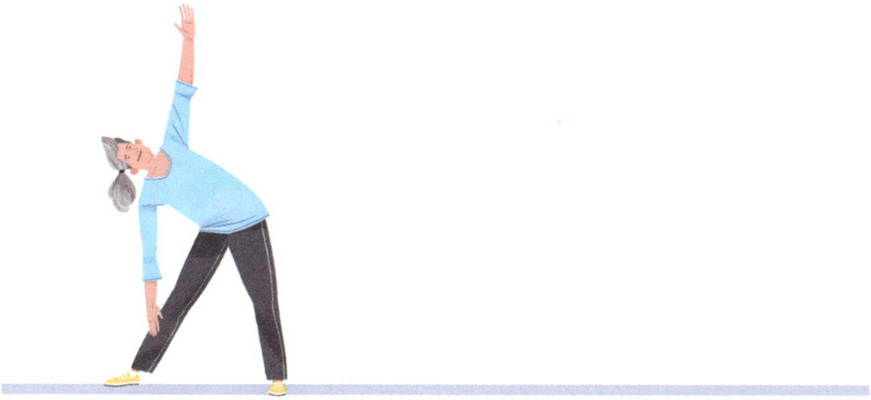

4

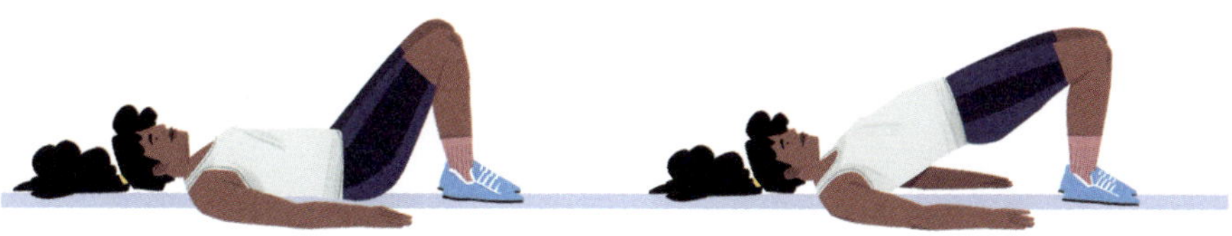

Starke Hüftbeuger

Kategorie: Workouts gegen Schmerzen

Gemeinsam mit den anderen Rumpfmuskeln stabilisieren die Hüftbeuger das Becken und die Wirbelsäule und helfen Ihnen, sich mit einem geringeren Verletzungsrisiko zu bewegen. Wenn Sie Schmerzen oder ein ziehendes Gefühl verspüren, wenn Sie Ihr Bein zur Brust heben, wie etwa beim Treppensteigen, ist das ein Zeichen dafür, dass Sie an der Stärkung Ihrer Hüftbeuger arbeiten sollten.

Trainingsablauf

1. Bauchpresse mit Beinheben (Seite 46): 8 Wiederholungen auf jeder Seite
2. Beckenkippen (Seite 48): 15 Wiederholungen
3. Einfaches Beinheben (Seite 66): 8 Wiederholungen auf jeder Seite
4. Boxschlag mit Tritt (Seite 92): 20 Wiederholungen

Hinweis: Wenn Sie es nicht gewohnt sind, Ihre Hüftbeuger zu trainieren, könnte dieses Workout anfangs recht unangenehm sein. Ein wenig Unbehagen ist normal, aber hören Sie mit dem Training auf, falls Sie Schmerzen verspüren.

1

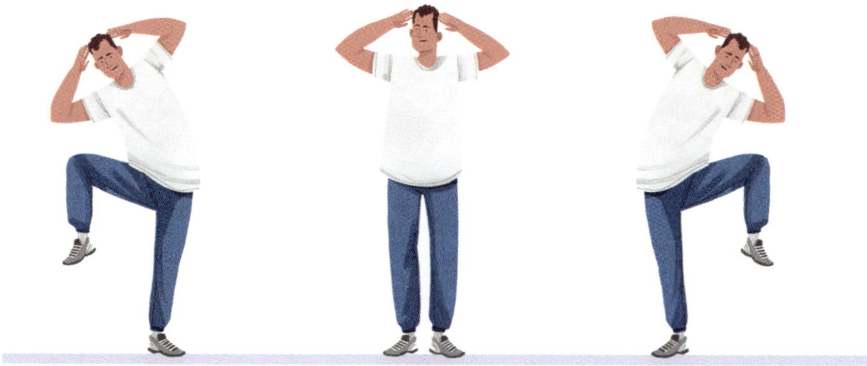

2

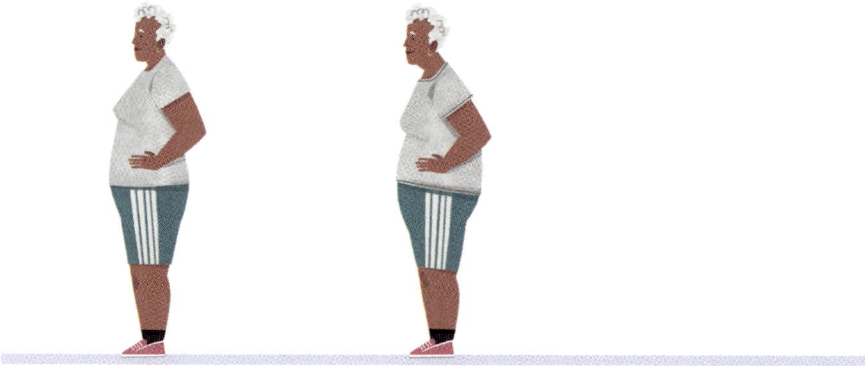

3

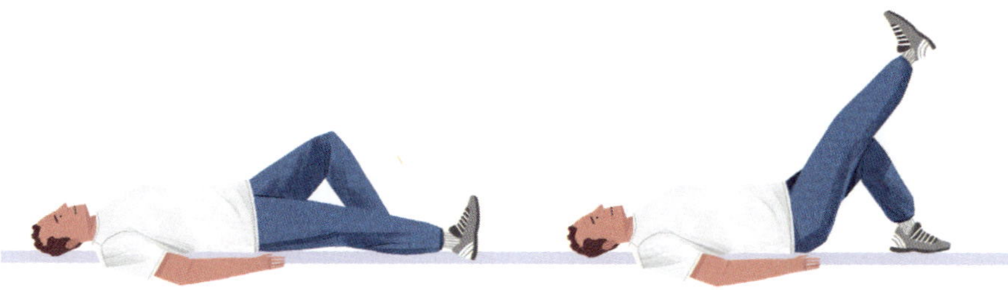

4

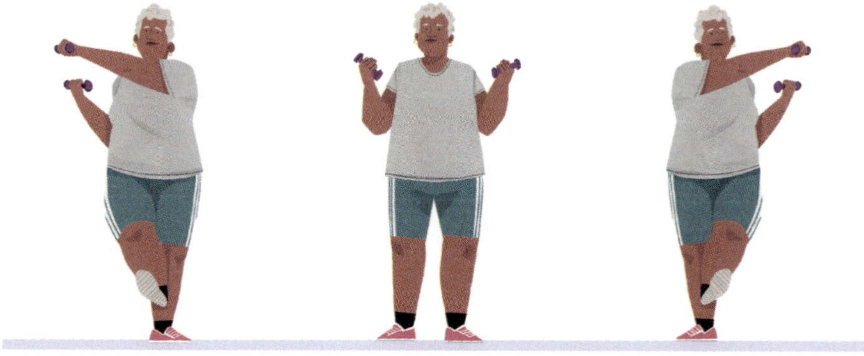

Kräftige Gelenke

Kategorie: Workouts gegen Schmerzen

Verspüren Sie dumpfe Schmerzen in Ihren Hüften oder Knien? Dann sind Gelenkschmerzen für Sie kein Fremdwort. Wenn sie nicht behandelt werden, können Gelenkschmerzen nicht nur lästig sein, sondern sogar sehr beeinträchtigend, ja sogar lähmend wirken. Die in dieses Workout integrierten Gewichte unterstützen starke Knochen und schmerzfreie Gelenke.

Trainingsablauf

1. Rumpfkreisen (Seite 34): 10 Kreise auf jeder Seite
2. Bauchpresse im Stehen (Seite 42): 20 Wiederholungen
3. Rumpfbeuge mit Kurzhanteln (Seite 82): 20 Wiederholungen
4. Bauchpresse mit Gewichten (Seite 98): 20 Wiederholungen

Hinweis: Beginnen Sie mit einem geringen Hantelgewicht (zum Beispiel 1 bis 1,5 Kilogramm) und erhöhen Sie das Gewicht nur, wenn Sie sich damit wohlfühlen. Es ist auch in Ordnung, wenn Sie durchgehend mit leichten Gewichten arbeiten!

1

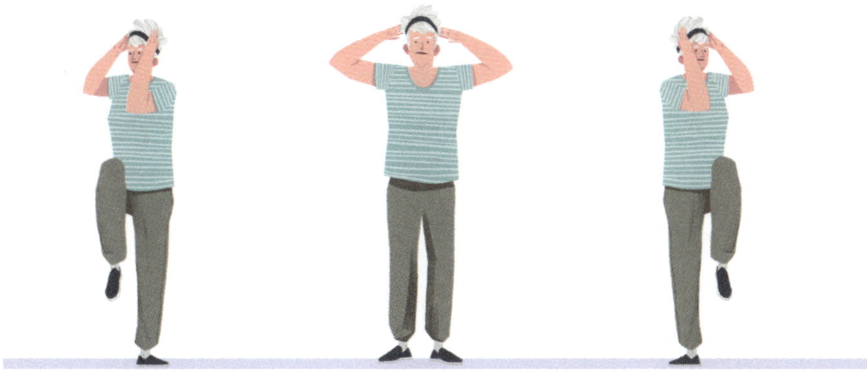

2

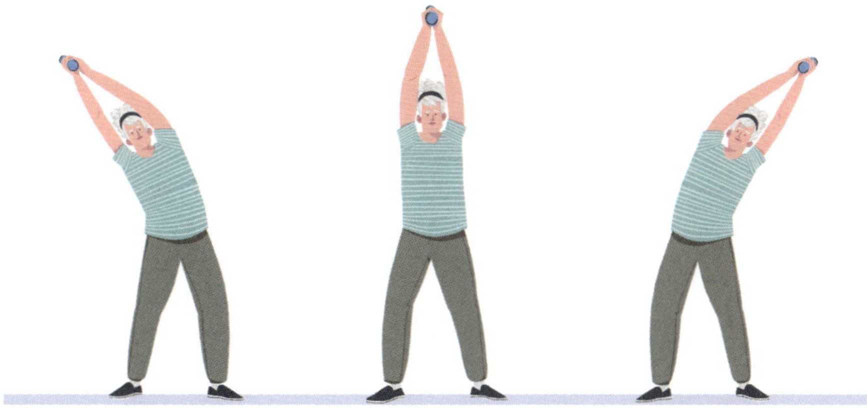

3

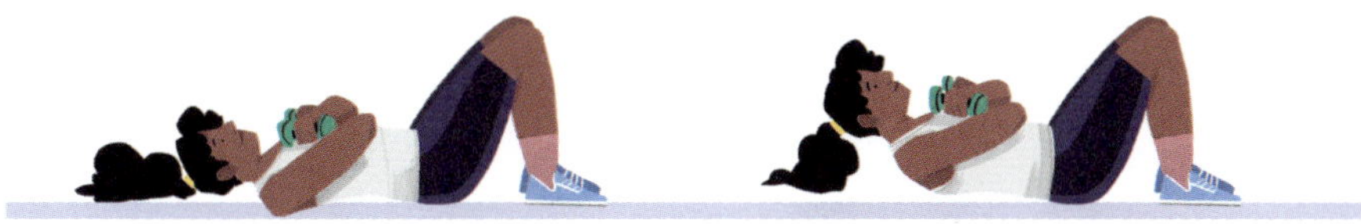

4

Kalorien verbrennen

Kategorie: Partner-Workouts

Eine der besten Möglichkeiten, bei Ihrem Training mehr Kalorien zu verbrennen, ist der Einsatz von Hanteln und die Verwendung Ihres eigenen Körpergewichts, um den Widerstand zu erhöhen. Diese Übungen beanspruchen Ihre Muskeln und erhöhen Ihre Herzfrequenz, was beides zur Fettverbrennung beiträgt. Um zu testen, ob Sie im richtigen Intensitätsbereich arbeiten, ist es ratsam, diese Übung zusammen mit einem Partner durchzuführen und sich dabei zu unterhalten. Sie werden vielleicht ein wenig außer Atem kommen, aber Sie sollten während des Trainierens in der Lage sein, zu sprechen. Wenn Sie sich so erschöpft fühlen, dass Ihnen das kaum noch gelingt, machen Sie eine kurze Verschnaufpause.

Trainingsablauf

1. Einbeinige Bauchpresse (Seite 68): 10 Wiederholungen auf jeder Seite
2. Drehung mit Beuge (Seite 94): 12 Wiederholungen
3. Bauchpresse mit Gewichten (Seite 98): 20 Wiederholungen
4. Bauchpresse mit Boxschlag (Seite 100): 20 Wiederholungen

Hinweis: Wenn Ihnen das Workout mit den Gewichten zu anstrengend ist, können Sie sich langsam herantasten, indem Sie die einzelnen Übungen zunächst ohne Hanteln ausführen. Sie können auch Suppendosen verwenden, die leicht sind und sich gut in der Hand halten lassen.

1

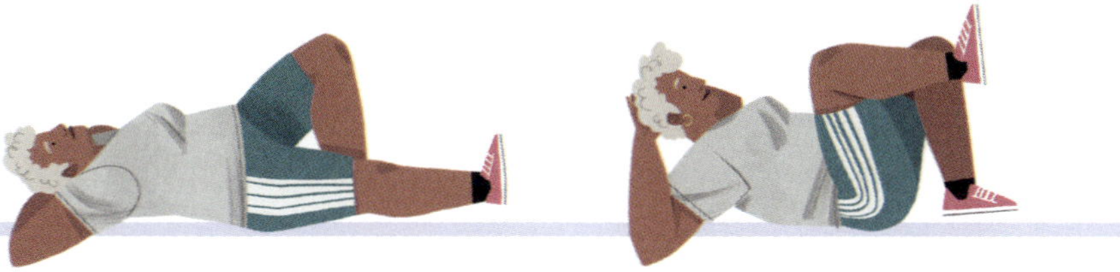

2

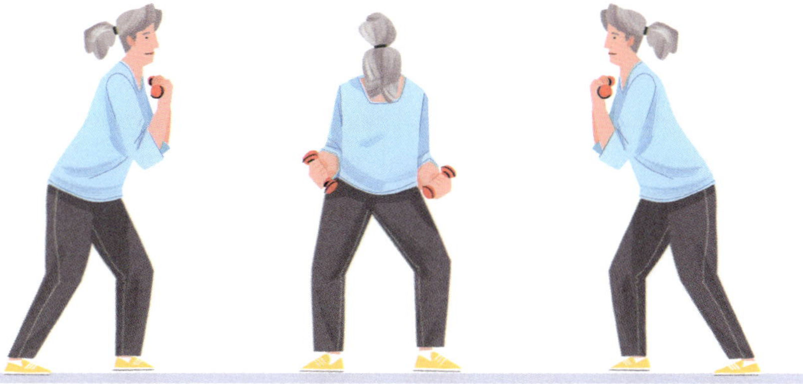

3

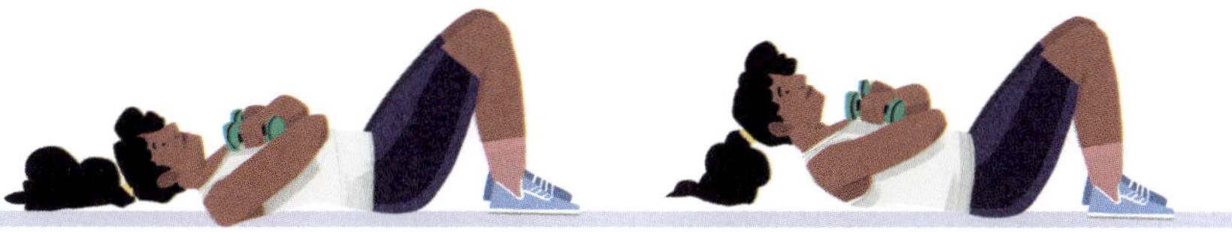

4

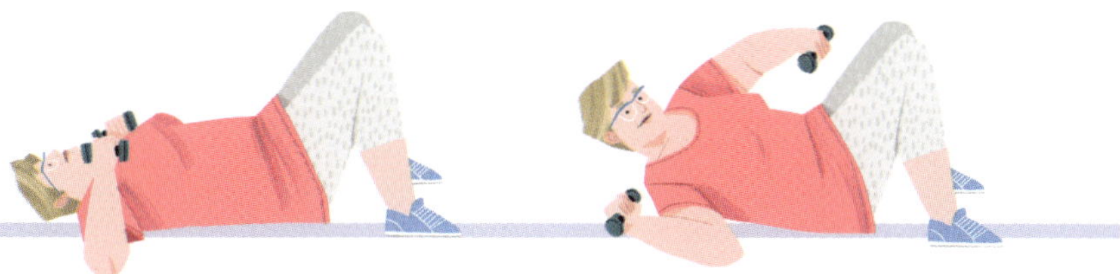

Schlanker Bauch

Kategorie: Partner-Workouts

Sie haben bereits erfahren, dass die Körpermitte den gesamten mittleren Teil des Körpers umschließt. Doch wahrscheinlich möchten Sie sich vor allem darauf konzentrieren, einen flachen Bauch zu bekommen. Dieses Workout konzentriert sich daher auf die geraden und die quer verlaufenden Bauchmuskeln, um Ihnen genau dabei zu helfen. Mit einem Trainingspartner können Sie sich selbst besser kontrollieren und zu neuen Höchstleistungen anspornen. Probieren Sie dieses Workout mit einem Freund aus und fordern Sie sich gegenseitig heraus, bei jedem Treffen ein paar Wiederholungen hinzuzufügen.

Trainingsablauf

1. Diagonale Bauchpresse (Seite 24): 20 Wiederholungen
2. Bauchpresse im Sitzen (Seite 36): 10 Wiederholungen auf jeder Seite
3. Bauchpresse mit Hebel (Seite 78): 10 Wiederholungen auf jeder Seite
4. Rumpfbeuge mit Kurzhanteln (Seite 82): 15 Wiederholungen

Hinweis: Sie sollten bei den Bauchpressen darauf achten, dass Sie Ihren Nacken nicht beugen. Halten Sie Ihr Kinn oben und Ihren Hals lang. Ihr Kopf braucht sich nur wenige Zentimeter vom Boden abzuheben, anders als bei einer vollständigen Rumpfbeuge.

1
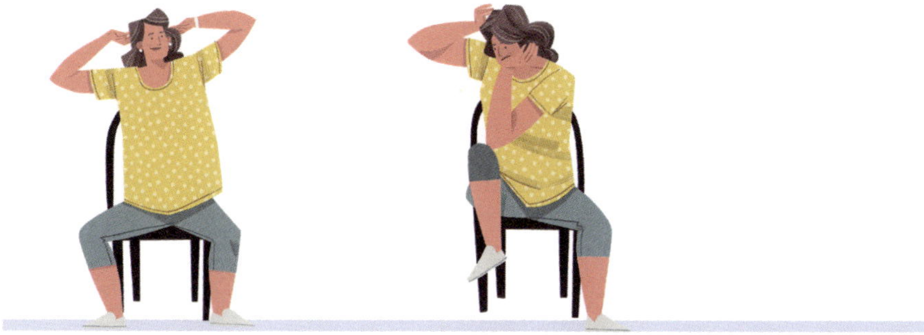

2
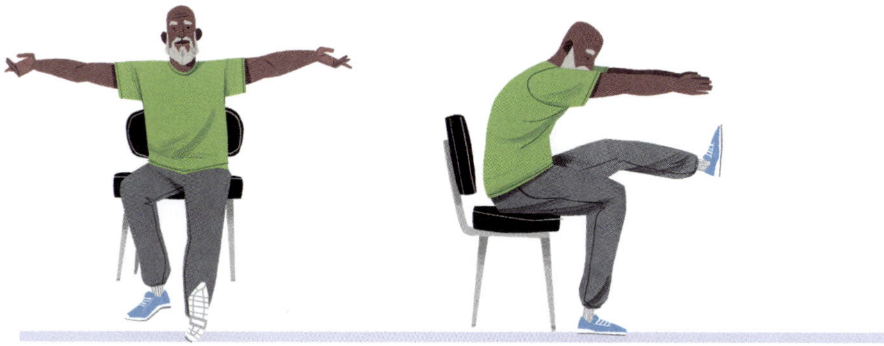

3
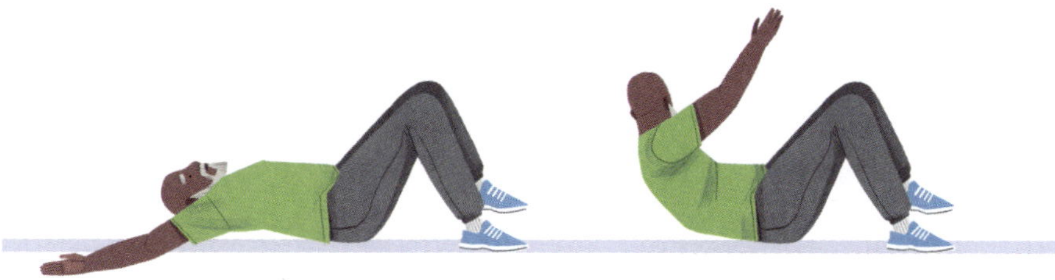

4
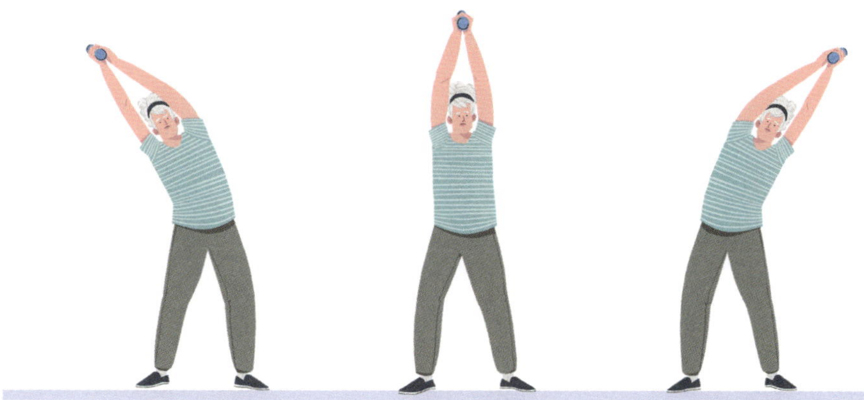

Ausdauer aufbauen

Kategorie: Partner-Workouts

Statische Übungen, also Übungen, bei denen Sie eine Position halten, anstatt eine Bewegung zu wiederholen, gehören zu den besten Übungen, um Kraft aufzubauen und gleichzeitig Verletzungen zu vermeiden. Dieses Workout wird Ihre Ausdauer auf die Probe stellen und Ihnen dabei helfen, jeden Muskel zu spüren. Da die richtige Ausführung bei diesen Bewegungen besonders wichtig ist, ist es ideal, diese Übungen mit einem Partner durchzuführen, damit Sie die Haltung des anderen im Auge behalten können.

Trainingsablauf

1. Dreieck (Seite 54): 30 Sekunden lang auf jeder Seite halten
2. Unterarmstütz auf Knien (Seite 64): 30 Sekunden halten, kurze Pause, dann weitere 30 Sekunden halten
3. Seitstütz mit Armheben (Seite 62): 30 Sekunden halten, kurze Pause, dann weitere 30 Sekunden halten
4. Brücke (Seite 80): 10 Wiederholungen, jede Wiederholung 3 bis 4 Sekunden lang halten

Hinweis: Fordern Sie sich selbst heraus, indem Sie die Dauer der Übungen bei jeder Wiederholung erhöhen. Mit der Zeit können Sie vielleicht bis zu 1 Minute in jeder Stützposition verbleiben. Auch wenn Sie die Position halten, sollten Sie nicht vergessen, weiter gleichmäßig zu atmen!

1
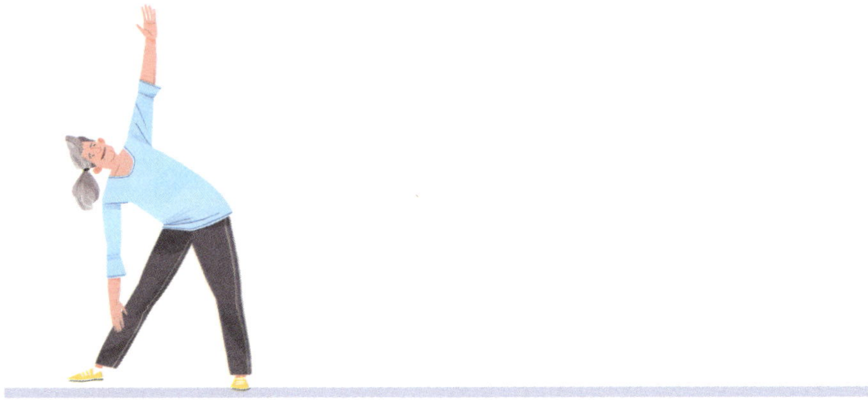

2
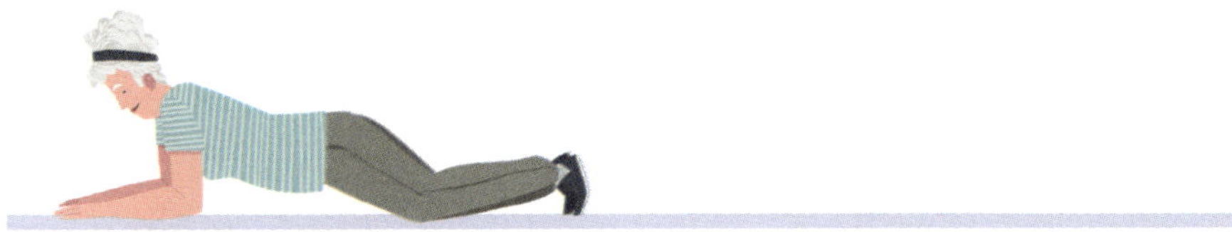

3
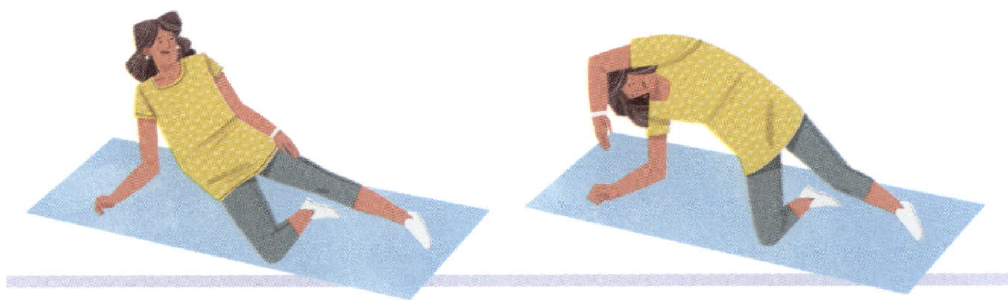

4
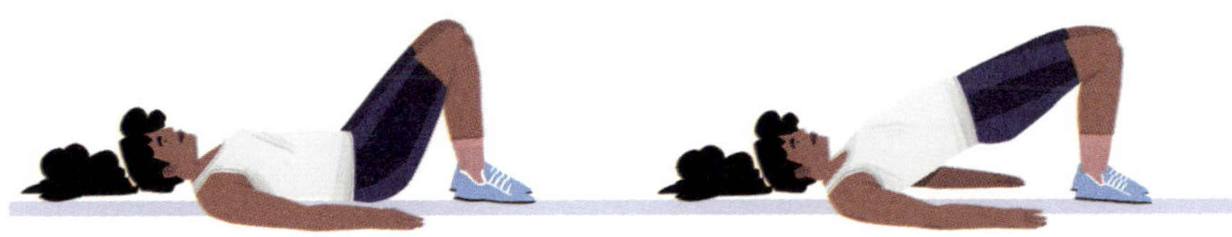

Tanzspaß

Kategorie: Partner-Workouts

Lust auf Salsa, Bachata oder Merengue? Für alle, die gern tanzen, ist dieses Workout genau das Richtige, um bei all den ausgefallenen Tanzschritten leicht und sicher auf den Beinen zu bleiben. Schnappen Sie sich einen Partner, der Lust hat, ein paar neue Schritte auszuprobieren, und arbeiten Sie diese Übungen gemeinsam durch. Dieses Training ist eine gute Möglichkeit, soziale Kontakte zu knüpfen und gleichzeitig etwas Gutes für Ihren Körper zu tun.

Trainingsablauf

1. Diagonale Bauchpresse (Seite 24): 20 Wiederholungen
2. Bauchpresse mit Beinheben (Seite 46): 8 Wiederholungen auf jeder Seite
3. Diagonales Beugen (Seite 56): 8 Wiederholungen auf jeder Seite
4. Überkreuz Herunterziehen (Seite 60): 8 Wiederholungen auf jeder Seite

Hinweis: Bei den Anweisungen für jede Übung finden Sie Hinweise, wie Sie den Schwierigkeitsgrad erhöhen können, wenn Sie eine größere Herausforderung suchen. Sie können auch die Anzahl der Wiederholungen erhöhen oder das gesamte Workout wiederholen.

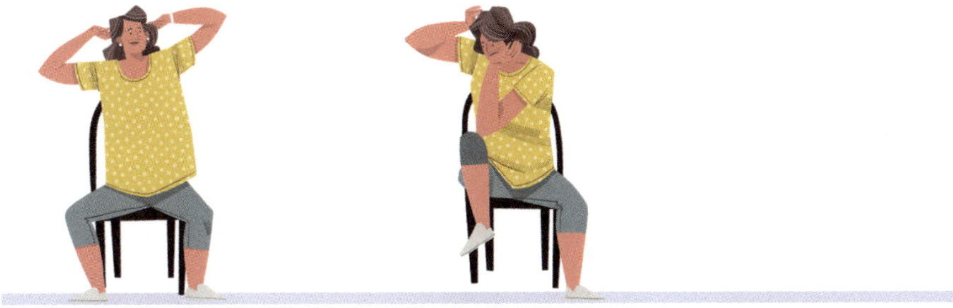

1

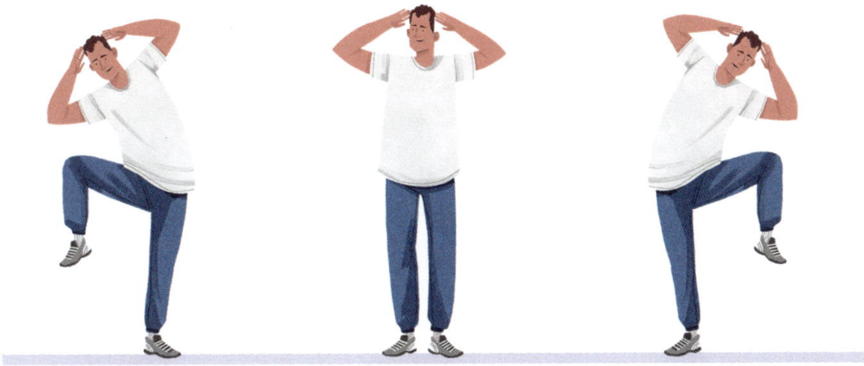

2

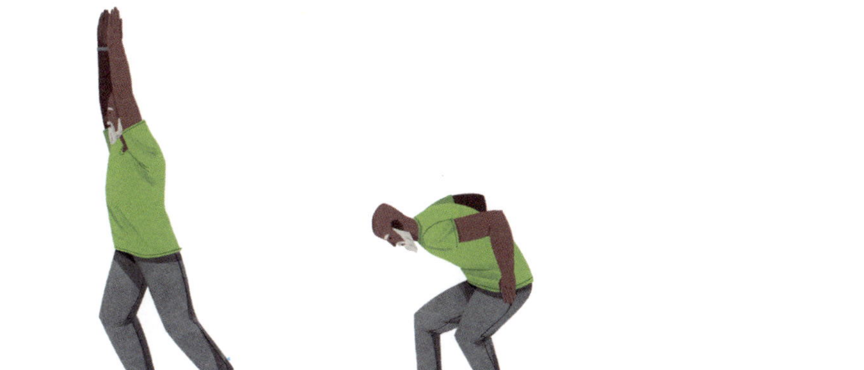

3

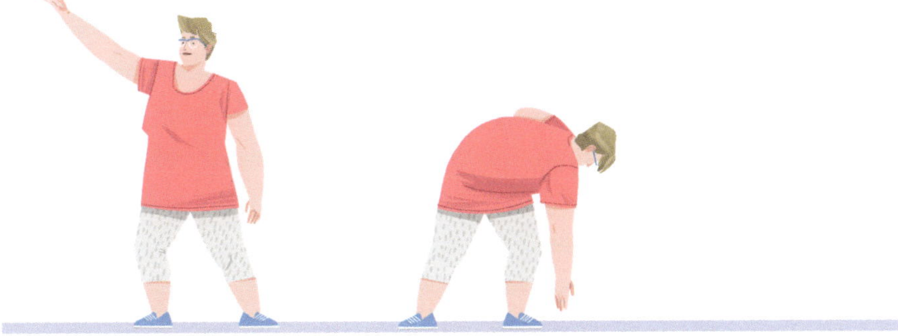

4

Reisegefährte

Kategorie: Partner-Workouts

Vom Heben des Koffers über das Rollen des Koffers durch den Flughafen bis hin zum Ein- und Aussteigen aus dem Flugzeug – Reisen ist keine leichte Aufgabe für den Körper. Diese Übungen werden Ihnen helfen, die Kraft zu erhalten, die Sie brauchen, um die Welt bequem zu erkunden. Dies ist eine der anspruchsvolleren Übungsfolgen in diesem Buch, daher sollten Sie sie mit einer Freundin oder einem Freund ausprobieren und sich gegenseitig ermutigen, bis zum Ende durchzuhalten.

Trainingsablauf

1. Rumpfkreisen (Seite 34): 10 Kreise auf jeder Seite
2. Seitliches Beugen (Seite 44): 20 Wiederholungen
3. Ausfallschritt mit Drehung (Seite 84): 8 Wiederholungen auf jeder Seite
4. Kniebeuge mit Drehung (Seite 86): 20 Wiederholungen

Hinweis: Wenn Sie gern reisen, ist das Workout »In Bewegung bleiben« (Seite 116) eine weitere großartige Übungsreihe, mit der Sie mobil und unabhängig bleiben.

1

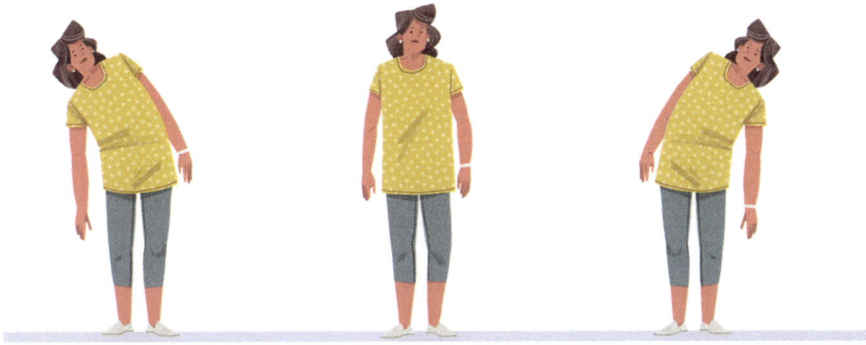

2

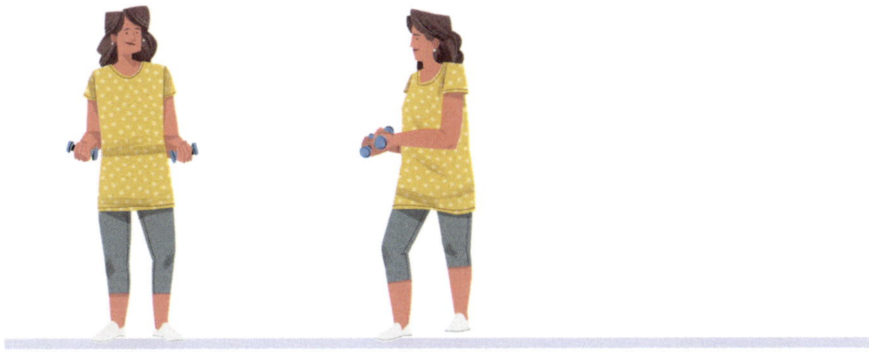

3

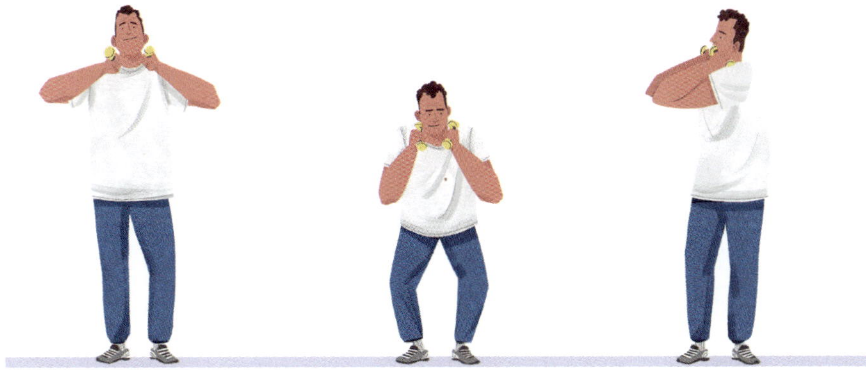

4

Guter Start in den Tag

Kategorie: Partner-Workouts

Wie Sie sich beim Aufwachen fühlen, kann einen großen Einfluss auf Ihren gesamten Tag haben. Beginnen Sie den Tag mit einem guten Gefühl und nutzen Sie dieses Workout, damit Sie jeden Tag schmerzfrei aus dem Bett kommen. Wenn Sie schon dabei sind, warum bitten Sie nicht Ihren Ehepartner oder ein anderes Familienmitglied, sich Ihnen anzuschließen und ein paar Momente gemeinsam zu genießen, bevor der Tag richtig losgeht?

Trainingsablauf

1. Langsames Zurücklehnen (Seite 30): 10 Wiederholungen
2. Einfaches Beinheben (Seite 66): 8 Wiederholungen auf jeder Seite
3. Katze-Kuh (Seite 70): 10 Wiederholungen
4. Bauchpresse mit Boxschlag (Seite 100): 20 Wiederholungen

Hinweis: Ihr Bett ist ein idealer Ort, um die sitzenden Übungen dieses Workouts, wie zum Beispiel das langsame Zurücklehnen, zu üben.

1
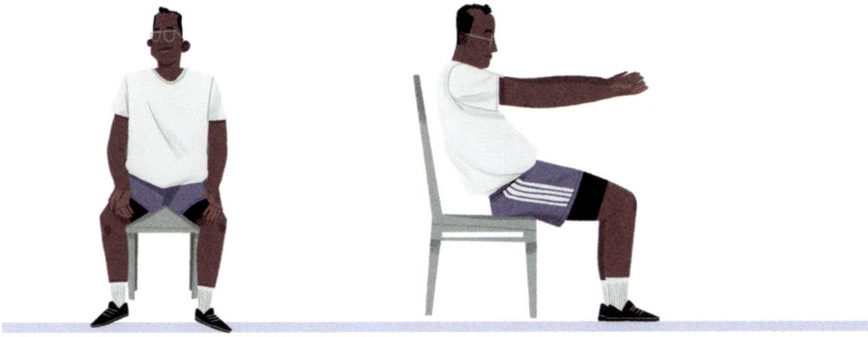

2
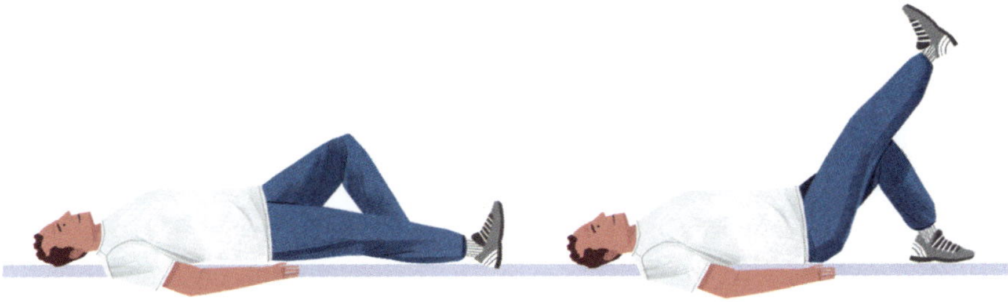

3
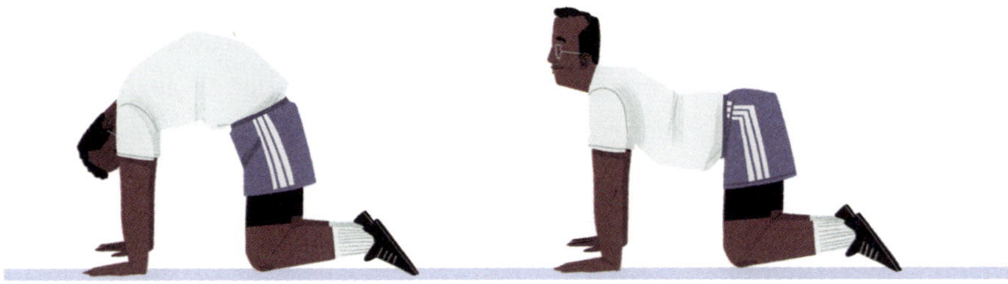

4
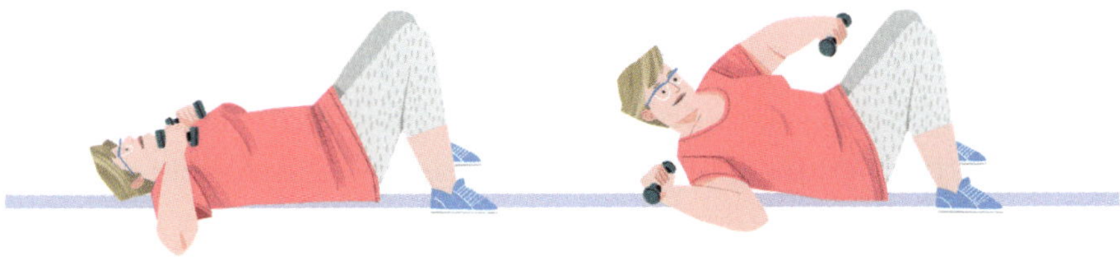

Die Zukunft: Ihre neue tägliche Routine

Sie haben nun die Grundlagen für den Aufbau einer starken Körpermitte kennengelernt, die Sie in Ihre Alltagsroutine einbauen können, und wir hoffen, dass Ihr Interesse nicht nachlässt, wenn Sie dieses Buch zur Seite legen. Wissenschaftler gehen davon aus, dass ein Mensch zwischen 18 und 254 Tagen braucht, um eine neue Gewohnheit zu entwickeln. Das mag Ihnen lange vorkommen, aber es ist die Investition wert.

Wie bei jeder neuen Gewohnheit liegt der Schlüssel in der Beständigkeit. Obwohl fünf oder zehn Minuten tägliches Training der Körpermitte schon zu Fortschritten führen, reicht es nicht aus, nur gelegentlich fünf Minuten zu üben. Um gute Ergebnisse zu erzielen, sollten Sie täglich trainieren. Denken Sie jedoch daran, dass auch die Körpermitte überanstrengt werden kann. Wenn Sie Schmerzen verspüren, die bisher nicht aufgetreten sind, sollten Sie sich einen Tag Ruhe gönnen. Muskelkater ist in Ordnung, Schmerzen sind es nicht!

Bei langfristiger, täglicher Durchführung Ihrer Übungen werden Sie schon bald bemerken, dass Ihre Rumpfmuskeln stärker werden. In Kombination mit einer nährstoffreichen Ernährung und zusätzlicher aerober Bewegung wird Ihre Kleidung in nicht allzu ferner Zeit etwas lockerer sitzen und Sie werden mehr Muskeln sehen. Vor allem aber senken Sie Ihre Risikofaktoren für Krankheiten und verringern die Wahrscheinlichkeit von Stürzen oder anderen Verletzungen.

Sie müssen sich nicht allein auf Ihre Willenskraft verlassen, um Ihre neue Gewohnheit zu entwickeln. Die folgenden Tipps helfen Ihnen dabei, die Stärkung der Körpermitte täglich in den Vordergrund zu rücken.

Erstellen Sie eine Liste, warum Sie trainieren: Was auch immer Ihre Gründe dafür sind, dass Sie Ihre Rumpfstabilität verbessern wollen, schreiben Sie sie auf ein Blatt Papier und hängen Sie es dort auf, wo Sie es sehen können. Wenn Sie regelmäßig an Ihr »Warum« erinnert werden, hilft Ihnen das, Ihr tägliches

Training als etwas zu betrachten, das Sie tun wollen, und nicht als etwas Unangenehmes, das Sie tun müssen. Halten Sie sich also Ihre Ziele immer vor Augen.

Richten Sie eine Erinnerung ein: Wenn Sie ein Smartphone haben, können Sie sich ganz einfach eine tägliche Erinnerung einrichten. Stellen Sie mit der Weckfunktion der Uhr den gewünschten Alarm ein, der jeden Tag zur gleichen Zeit losgeht. Oder passen Sie die Zeit für verschiedene Wochentage an. Im App Store oder Google-Play-Store gibt es außerdem zahlreiche kostenlose Apps, mit denen Sie Kalenderbenachrichtigungen, SMS-Erinnerungen und vieles mehr einrichten können. Bevorzugen Sie ein eher traditionelles Erinnerungssystem? Dann verwenden Sie die guten alten Haftnotizen, um sich an eine fünfminütige Sitzung zu erinnern. Haftnotizen eignen sich auch hervorragend für kurze Affirmationen wie »Ich bin stark«, »Ich verdiene es, gesund zu sein« oder »Ich habe die Kontrolle über meinen Erfolg«, die Ihnen helfen, eine positive Einstellung zu bewahren.

Gestalten Sie das Training als Teil von etwas, das Ihnen Spaß macht: Das beste Training ist eines, das sich gar nicht wie ein Training anfühlt. Verbinden Sie Ihre fünfminütigen Einheiten mit etwas, das Ihnen Spaß macht, zum Beispiel mit Ihrer Lieblingsfernsehsendung am Freitagabend, einer fröhlichen Musikliste auf iTunes, einer anregenden CD oder einem Telefonat mit Ihren Enkeln.

Nehmen Sie einen Freund oder eine Freundin mit ins Boot: Bitten Sie einen Freund oder eine Freundin, sich Ihren täglichen Übungen anzuschließen, um sich gegenseitig zu motivieren. Es muss nicht unbedingt jemand sein, den Sie regelmäßig sehen. Technologien wie FaceTime und Zoom machen es einfacher als je zuvor, mit Freunden und Familie in Kontakt zu treten, selbst wenn diese am anderen Ende des Landes leben.

Mit diesen Tipps überlassen wir es Ihnen, sich Ihre neue, gesunde Gewohnheit anzueignen. Wir freuen uns, dass Sie den ersten Schritt in Richtung eines stärkeren, mobileren und schmerzfreieren Körpers gemacht haben, und wünschen Ihnen alles Gute auf dem Weg zur Verbesserung Ihrer Lebensqualität.

Quellenverzeichnis

Binette, Joanne; Vasold, Kerri (2018): *Home and Community Preferences: A National Survey of Adults Age 18-Plus*. Washington, DC: AARP Research, August 2018. Zugriff im November 2020. https://doi.org/10.26419/res.00231.001

Centers for Disease Control and Prevention: *Keep on Your Feet - Preventing Older Adult Falls*. Zugriff im November 2020.
www.cdc.gov/injury/features/older-adult-falls/index.html

Harvard Health Publishing (2011): *Never Too Late: Exercise Helps Late Starters*. Harvard Men's Health Watch [blog]. Zugriff im November 2020.
www.health.harvard.edu/mens-health/never-too-late-exercise-helps-late-starters

Frothingham, Scott (2019): *How Long Does It Take for a New Behavior to Become Automatic?* Healthline, Oktober 2019. Zugriff im November 2020.
www.healthline.com/health/how-long-does-it-take-to-form-a-habit

Healthline Editorial Team (2019): *Why It's Never Too Late to Start Exercising*. Healthline, September 2019. Zugriff im November 2020.
www.healthline.com/health-news/why-its-never-too-late-to-start-exercising

National Council on Aging (2015): *The 2015 United States of Aging Survey*. Zugriff im November 2020. www.unitedhealthgroup.com/content/dam/UHG/PDF/2015/USofAging-2015-Fact-Sheet.pdf

Preidt, Robert (2014): *Wider Waistline May Mean Shorter Lifespan: Study*. Nourish by WebMD [blog], März 2014. Zugriff im November 2020. WebMD.com/diet/news/20140314/wider-waistline-may-mean-shorter-lifespan-study

Shafrin, J.; Sullivan, J.; Goldman, D. P.; Gill, T. M. (2017): *The association between observed mobility and quality of life in the near elderly*. PLoS ONE 12(8): e0182920. https://doi.org/10.1371/journal.pone.0182920

Weiterführende Informationen

AOK Gesundheitsmagazin – Fit im Alter

Das Online-Magazin der AOK bietet Ihnen umfangreiches Wissen rund um das Thema Gesundheit. Unter der Kategorie »Fit im Alter« finden Sie zahlreiche Informationen und Praxistipps, wie Sie sich im Alter fit halten und ein langes, gesundes Leben führen können. (www.aok.de/pk/magazin/sport/fit-im-alter)

Gesund und aktiv älter werden

Ein Programm der Bundeszentrale für gesundheitliche Aufklärung (BZgA), um die Gesundheit älterer Menschen zu fördern. Fachlich geprüfte Daten, Fakten und weitere Informationen um das Thema »Gesundes Alter« stehen in diesem Onlineangebot für Sie zur Verfügung. (www.gesund-aktiv-aelter-werden.de)

Älter werden in Balance

Das neue bundesweite Programm der BZgA zur Förderung der Gesundheit älterer Menschen. Unterstützt wird diese Initiative durch den Verband der Privaten Krankenversicherungen e. V. (PKV). Dort finden Sie praktische Tipps, die Ihnen den Alltag erleichtern, und erfahren, wie Sie mit Bewegung Ihren Körper und Ihr allgemeines Wohlbefinden stärken. (www.aelter-werden-in-balance.de)

Deutsches Rotes Kreuz

Das DRK bietet Ihnen zahlreiche Informationen und Unterstützung in Bezug auf das Älterwerden. Individuelle, auf Ihre jeweilige Lebenssituation abgestimmte Angebote hinsichtlich Pflege, Wohngemeinschaften, Haushaltshilfen, Betreuung und vieles mehr sind dort zu finden. (www.drk.de/hilfe-in-deutschland/senioren)

FitnessWithCindy

Mein eigenes Internetportal mit mehr als 100 kostenlosen Fitnessvideos für Senioren zu den Themen Kardio, Kraft, Schmerzlinderung und Gleichgewicht sowie einer Auswahl an hochwertigen Fitnessprogrammen (auf Englisch). (www.fitnesswithcindy.com)

Sachregister

Übungsregister

Über die Autorinnen

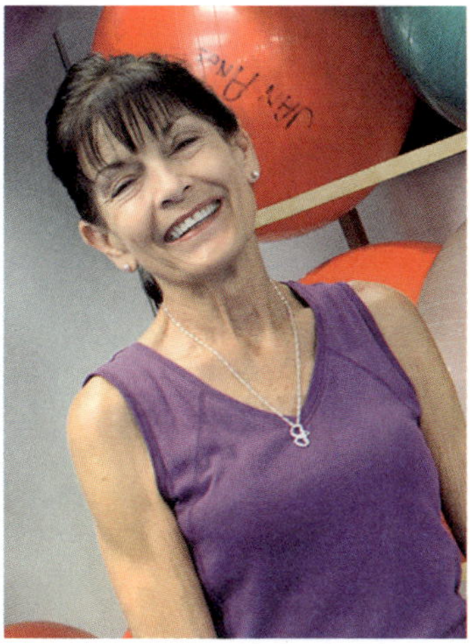

Cindy Brehses Leidenschaft für Bewegung begann mit dem Tanz; sie lernte bei einigen der weltbesten Tanzlehrer, bevor sie ihr eigenes Studio im Westen New Yorks eröffnete. Nach ihrem Umzug nach Florida wechselte Cindy zur Erwachsenenfitness. Cindys Wunsch, andere zu motivieren, damit sie sich besser fühlen, ist ihre treibende Kraft. Im Jahr 2018 gründete sie FitnessWithCindy.com, um Senioren auf der ganzen Welt den Zugang zur Fitness zu erleichtern und ihnen den Spaß daran zu vermitteln. Cindy ist AFAA-zertifizierte Gruppenfitness-Trainerin und »Golden Hearts Active at any Age Senior Fitness«-Spezialistin, zertifizierte Silver-Sneakers-Trainerin für klassisches, Zirkel- und Kardio-Training sowie Yoga und darüber hinaus lizenzierte Trainerin für Zumba und Zumba Gold.

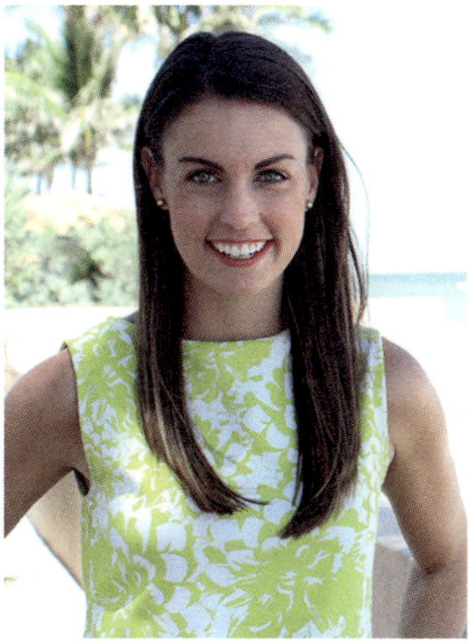

Tami Brehse Dzenitis hat ihre Erzählkunst als Nachrichtensprecherin und Reporterin beim Fernsehen verfeinert, wo sie über Verbrechen, Politik, Bildung und weitere Themen in den USA berichtete. Danach war sie bei einer der größten PR-Firmen in Florida für PR und Marketing tätig. Als freiberufliche Autorin unterstützt Tami kleine und mittelständische Unternehmen bei der Perfektionierung ihres digitalen Marketings und bei der Erstellung von Inhalten, die den Absatz fördern. Sie ist für den Betrieb und die Inhalte von www.FitnessWithCindy.com zuständig.

Dank

Ein besonderer Dank gilt den vielen begeisterten Schülern, die uns so viel beigebracht haben und eine ständige Quelle der Inspiration und Weiterbildung sind. Außerdem danke ich meiner Tochter Tami, die mich immer wieder in Erstaunen versetzt und inspiriert.